死ぬまで歩くにはかかとを鍛えなさい

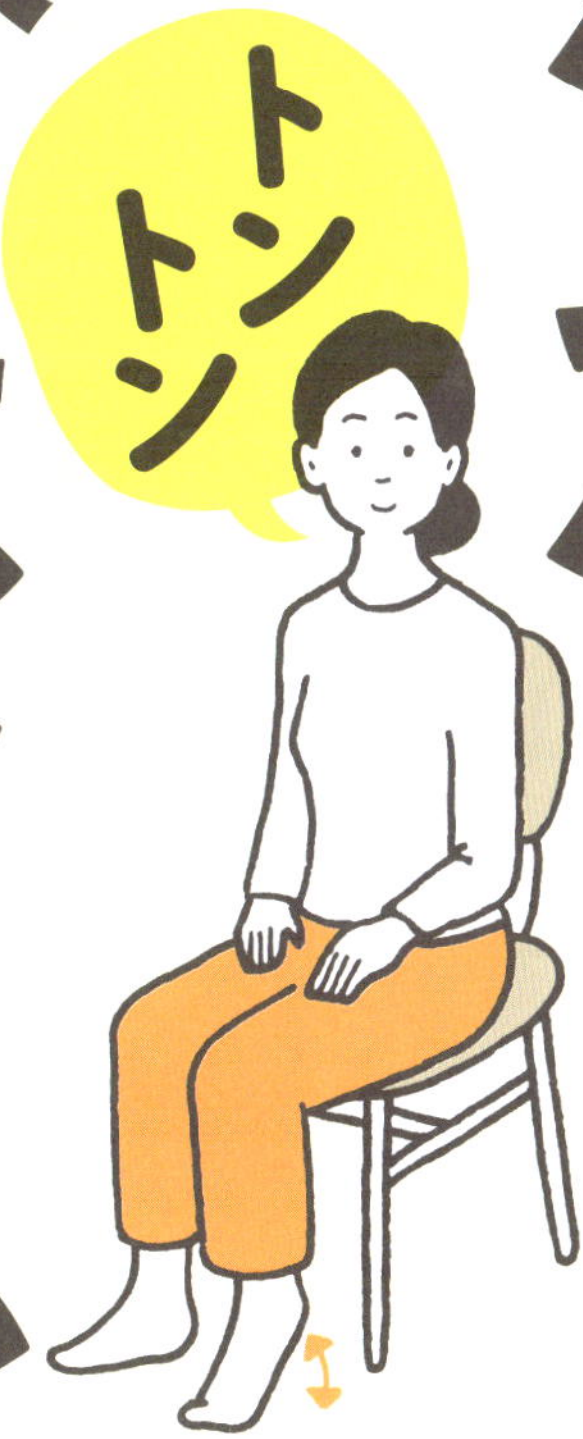

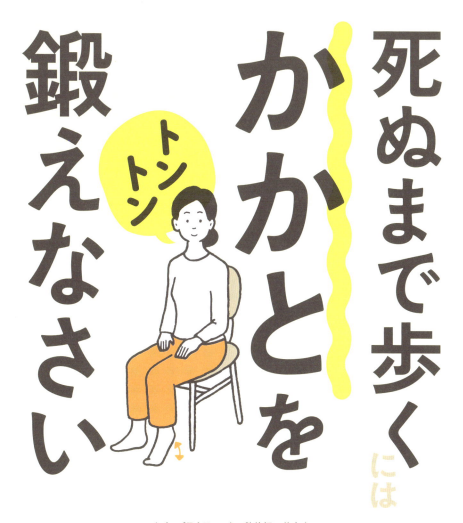

カイロプラクティック・整体師・美容家
南 雅子

SB Creative

100年歩けるからだは「かかと」が99％

▼骨折・転倒・関節疾患・寝たきり…を防ぐ！

「すわりすぎ」という言葉を昨今、よく耳にするようになりました。何時間もすわりっぱなしでいると、足腰が弱くなり、全身に悪い影響を及ぼす……というものです。「すわりすぎ」を特集したメディアの多くは、働きざかりのデスクワーカーに向けて、オフィスでできる対策術やエクササイズを紹介しています。しかし、わたしは60代以降の「すわりすぎ」こそ、さらに深刻な問題であり、もっととり上げるべきだと感じています。

先週1週間を思い返してみてください。「家のなかで、じーっとすごしていた」という時間はありませんか。何時間も同じ姿勢ですわったままテレビを見ていた……という人も少なくないはずです。

ずっとすわってすごしていると、筋肉が弱り、関節が歪み、正しい姿勢をキープすることができなくなります。するとベッドから起き上がるとき、いすから立ち上がるとき、すぐにバランスを崩して転んでしまいます。60代以降の人は若い人に比べ、骨が弱くなっていますので、転んだ瞬間、かんたんに骨折します。ひとたび骨折をすると、寝たきり状態になり、そんな自分にショックを受けて「こころ」までぽっきり折れてしまうことも。

60代以上の方がこれからも、ずっと元気で生活するためには、まず「正しい姿勢で立つ」ことを練習する必要があるのです。

しかし、毎日多くの時間をすわって生活している人が、突然立ってトレーニングをはじめることは、さらなる転倒・骨折の危険を高めるだけです。**長く歩けるからだをつくるためには、まずはすわったまま、骨や筋肉を鍛える必要があります。**そこで今回注目したのが「かかと」。**かかとこそ、すわりすぎの現代人が、まっさきに整えるべき部位なのです！**

足でいちばん大きいかかとの骨

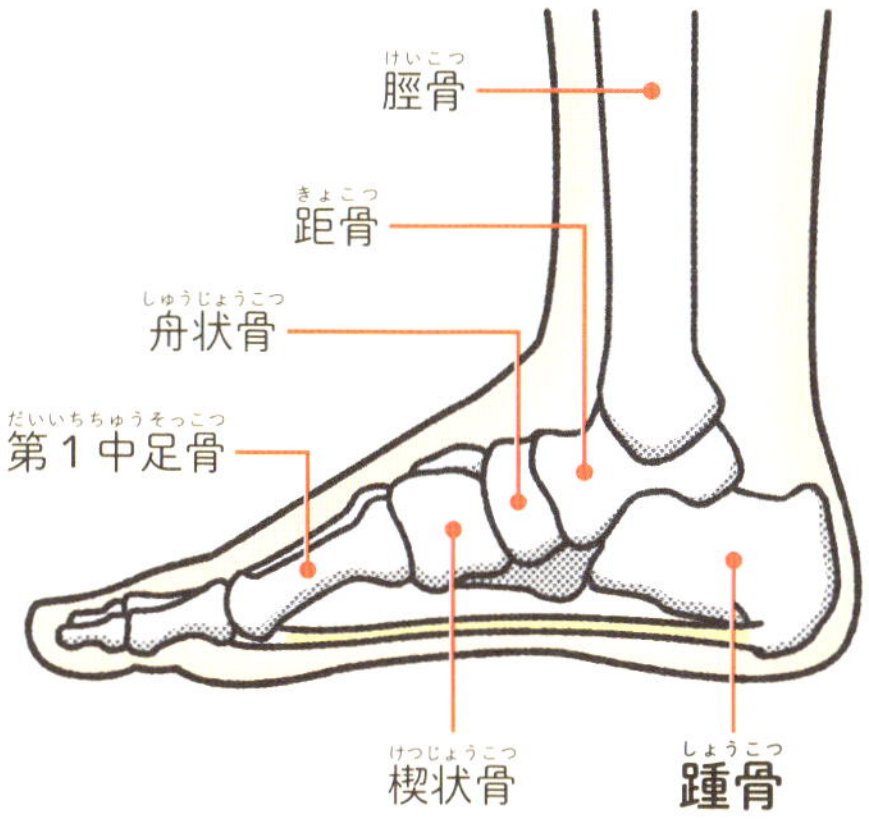
脛骨《けいこつ》
距骨《きょこつ》
舟状骨《しゅうじょうこつ》
第1中足骨《だいいちちゅうそっこつ》
楔状骨《けつじょうこつ》
踵骨《しょうこつ》

12万人施術してわかった！うまく歩けない人は「かかと」がふにゃふにゃで弱い

「とにかく運動が好き」というケースを除き、普通の人のかかとを触ると、表面はガサガサでも、内側がぷにぷにしています。「最近転びやすい」「つまずきやすい」という人はなおさらその傾向があります。これは、かかとの筋肉が十分に発達していない状態なのです。

かかとは、住宅でたとえるならば「地盤」です。ふにゃふにゃの弱い地盤では、家の重さに耐えきれず、傾き、沈んでしまいます。家が傾くと、ドアが開けられなくなる、外壁に亀裂が入るなどの建物への悪影響が発生します。

かかとも同じです。かかとがぷにぷにふにゃふにゃしていると、からだの重さに耐えきれず、ひざが歪み、股関節が歪み、背中が曲がり、頭を支えられません。いつ転んでもおかしくない、不安定な姿勢で立っていることになります。また、不安定な悪い姿勢だと、血液やリンパの通り道がふさがったり、呼吸がしづらくなるなどの弊害も出てきます。

まずはすわって、盤石なかかとをつくる！　それがなによりも先決なのです。

▼杖なしで歩けるようになった！　姿勢がよくなった！　健康になった！　…続々!!

わたしはこれまで、健康や美容に関する本を40冊以上出版し、12万人以上の方の施術をしてきました。なかには、本を読んで体操をやってみたところ「これはすごい！」と効果を実感し、直接サロンに来てくださった方もいます。読者の方々から、長年のからだの悩みが解決したという声を聞くと「夢中で仕事をしてきてよかった」とこころから感じます。

今回の本は、すわってできることが肝です。なので、担当の編集者とたくさん相談し、**「だれでも気軽にできて効果のあるかんたん体操」**にこだわりました。一生痛みなく、元気に生きるため、かかとから、からだの歪み調整をはじめましょう。

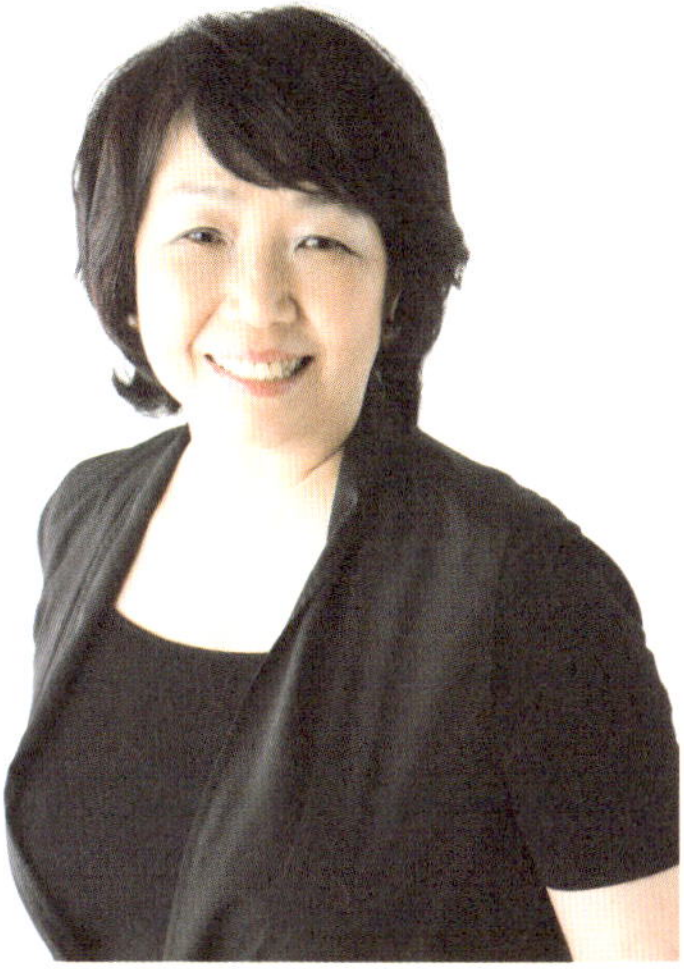

「かかとトントン体操」の

すごい健康効果！

01 脚力アップ！

かかとを鍛えると、足底のアーチが安定し、足底の筋力も強くなります。すると、足首関節がほぐれて足の甲の硬さがとれ、長時間歩いても疲れにくい足に。無理なくたくさん歩けるようになるのです。

02 転びにくいからだになる

かかとの歪みがとれると、足首関節、ひざ関節、そして股関節の歪みまで連動して整っていきます。すると、前傾、後傾していた骨盤もナチュラルな位置に戻り、視界が広がって転びにくくなります。

03 骨が強化される！

足でいちばん重い骨であるかかとに振動が加わると、全身にある200個以上の骨が連動して動きます。全身の骨に刺激が与えられることで、骨の新陳代謝（骨代謝）が促され、骨密度がアップします。

04 姿勢がよくなる！

足底の筋肉が強くなると、ふくらはぎや太ももの裏側などの抗重力筋がうまく働くように。すると、その上にのっている背中や首も正しい位置になり、猫背もなおってお腹側の筋肉も発達していきます！

05 ぐっすり眠れる！

関節がほぐれて整い、リンパや血液の流れがよくなることで、からだが疲れにくくなります。すると、知らず知らずに陥っていた昼間の「居眠り」が改善されて、夜、ぐっすり眠れるように。

06 免疫力がアップ！

かかとから足底が整うと上半身も姿勢がよくなり、血流がよくなってからだもポカポカ。肺も広がって新鮮な酸素が肺に行きわたり、血がキレイになって白血球が増え、免疫力もアップ！

07 代謝が上がる！

かかとが整うと下半身から上半身が連動して、リンパの流れも血流もよくなって代謝がアップ！ 太りすぎを防止できます。さらに代謝がアップするから肌ツヤがよくなるうれしい若返り効果も！

08 誤えん防止効果

かかとから猫背が改善されると、背中の肩甲骨が下がり胸が上がります。すると上半身の歪みも整って、肩甲骨から舌骨につながる肩甲骨舌骨筋も鍛えられ「死ぬまで自力で食べる」が実現できます。

09 ボケ防止効果

これまでムダな筋力でむりやり姿勢を整えようとしていたエネルギーも不要に。頭のふらつきがなくなり疲れにくくなるので、脳がよく働き「あれがしたい」と活動的に。その結果、ボケ防止にも。

たった10秒！トントンするだけ「かかとトントン体操」なにがすごい？

「かかとトントン体操」は、すわったまま足底を床につけ、かかとで「トントン」と床を音をならしてたたくという動きの体操です。足底の筋肉やかかとから全身の骨を鍛え、固まった足の甲をほぐして、脚の歪みを修正します。

かかとトントン体操で下半身が整うと、上半身にも連動して、一生歩ける転びにくいからだになっていきます。すわってできるので、外出時は車いすをよく利用しているという人も「もう自力では歩けない」とあきらめる前に、一度試してみてはいかがでしょうか。

もうひとつおすすめしたいのが、人工股関節置換術などの手術前の準備や、手術後のリハビリとしての活用法です。術後のなおりが早くなりますし、病室でも行えます。

かんたんな体操ではありますが、やってみると、からだがゆっくりと整い、筋肉が引き締まり、体力が少しずつ回復していくのを感じるでしょう。

いすやベッドに腰かけてできる！デスクワーク最中にも！場所を選ばない

すわってできるから安全！転んでケガをする心配なし！

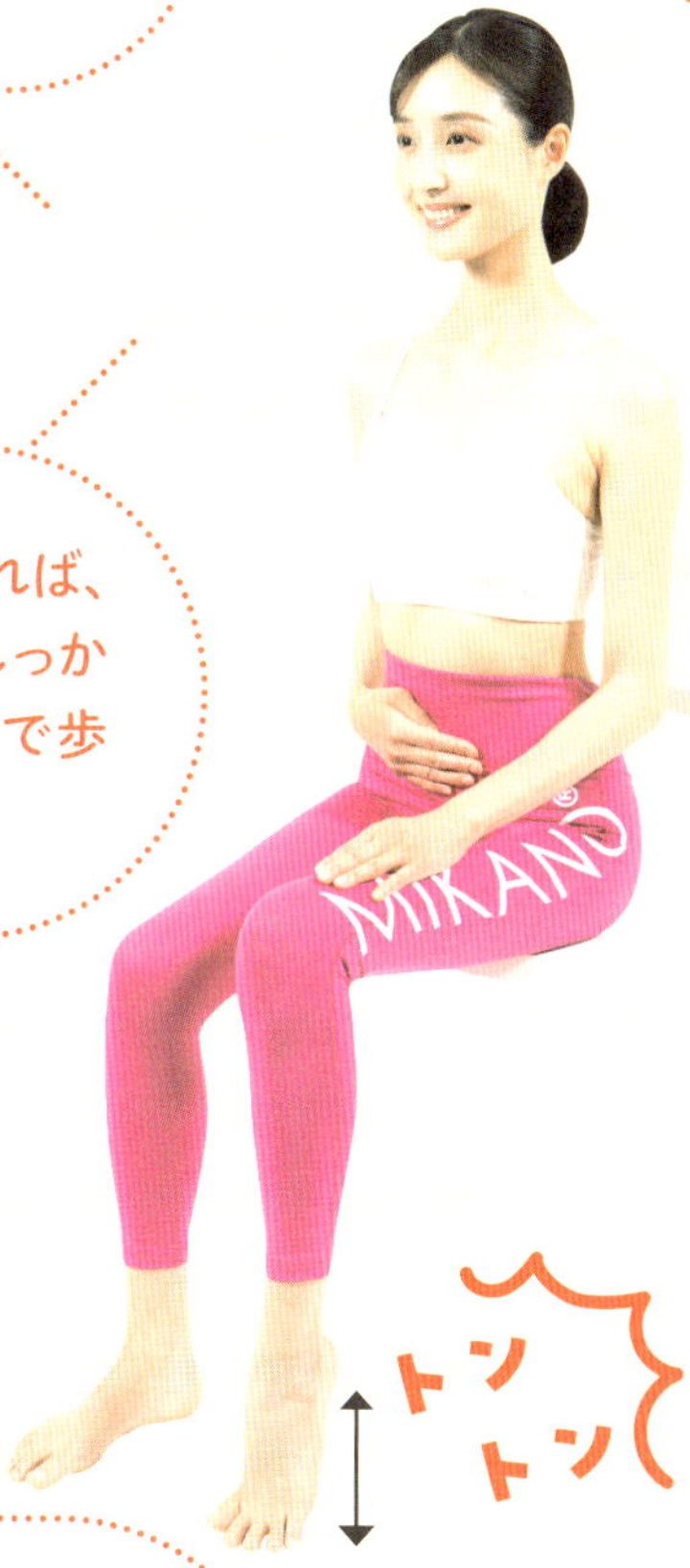

「かかと」を鍛えれば、からだの土台がしっかり整う！転ばないで歩けるからだに！

「かかと」をトントンすると、刺激が脳に伝わり、振動効果で骨・関節・筋肉がトントン整う！

「かかと」をトントンするだけで骨が強化される！骨粗しょう症防止にも！骨折しにくいからだになる

体験談　CASE01

5年前まで杖をついていたのがウソのよう！いまダンスを2時間踊れます！

（有澤圭子さん　70歳）

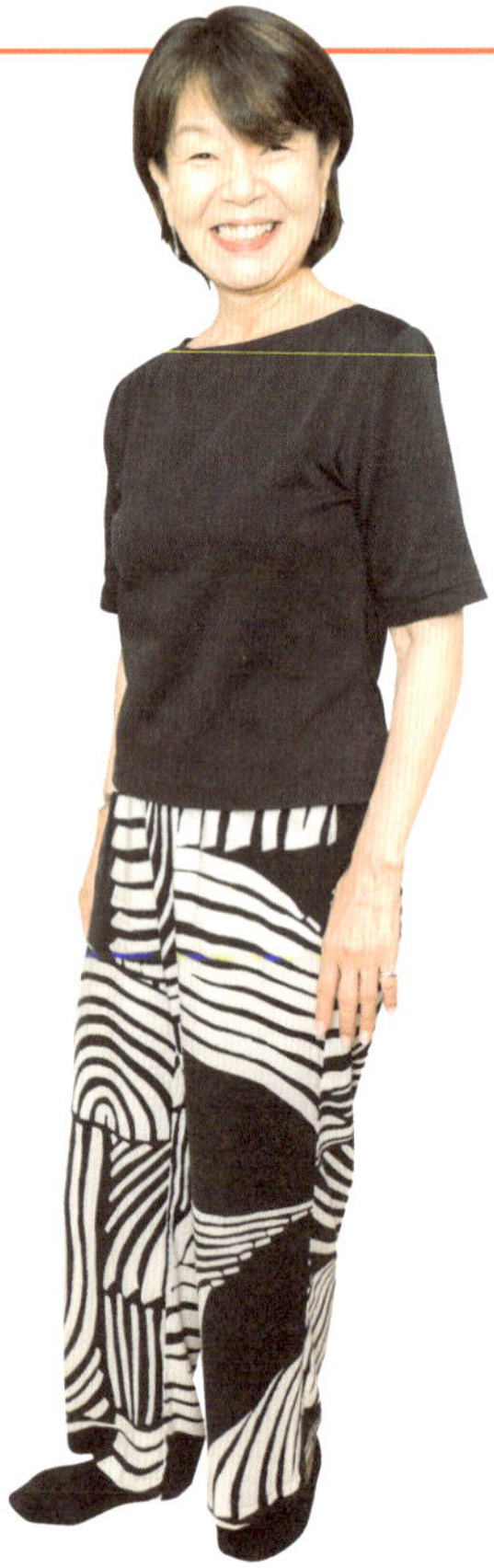

全身の血流がよくなって、髪もフサフサ・サラサラ！あこがれのショートヘアにしました。

40代からずっと股関節が悪く、激痛の日々で、60代で片脚を人工股関節にしました。手術後少しはよくなりましたが、今度は脚の長さのバランスが悪くなり、杖なしでは歩けなくなりました。苦しい、つらい、そんなとき、藁《わら》にもすがる思いで南先

トントンするだけで からだポカポカ 股関節の痛みも消えた！

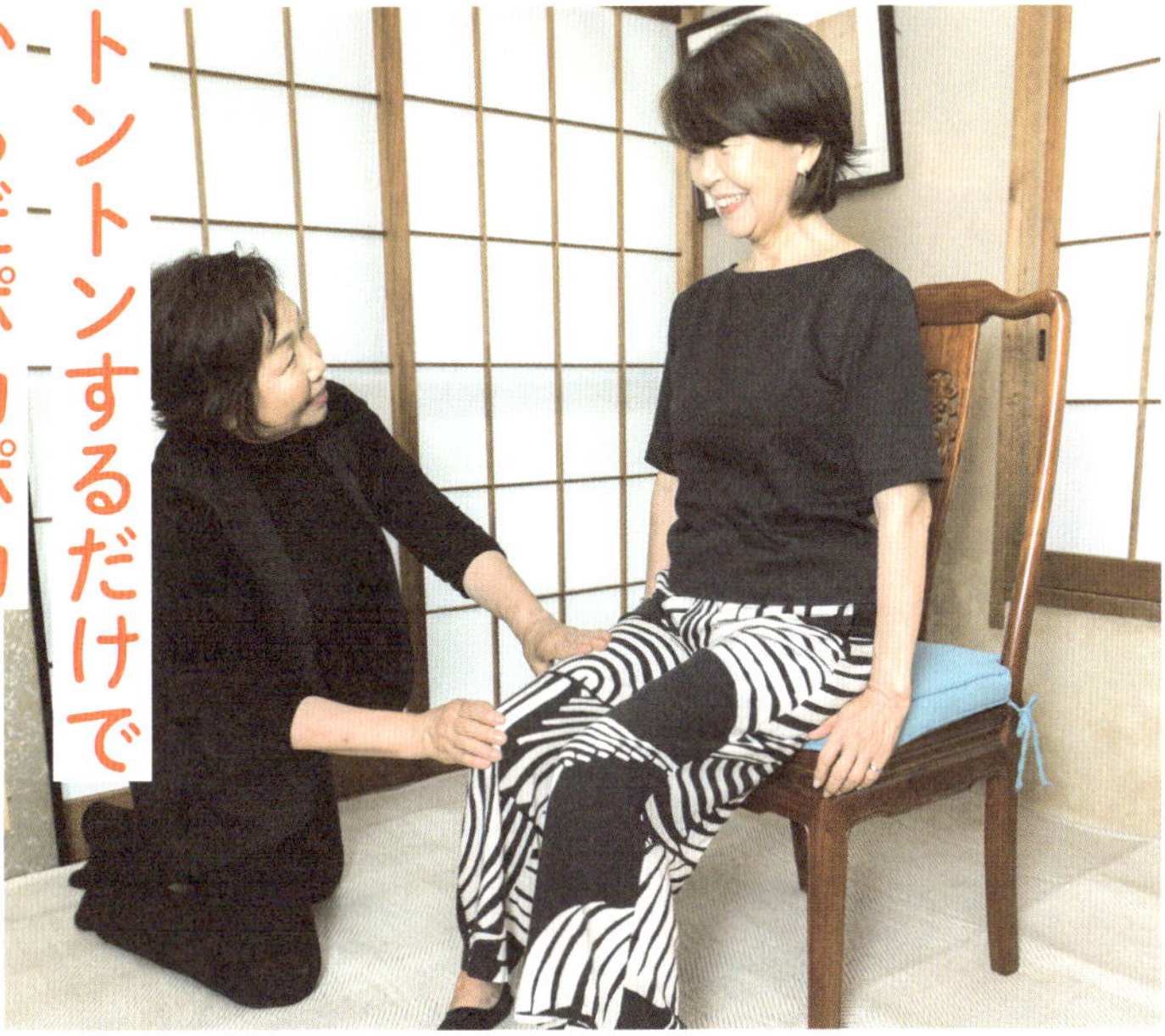

生のサロンを訪ねたのです。

先生に足底や全身を整える施術をしてもらったり、かかと、ひざ関節、股関節を整えるかんたんな体操を教えてもらいました。

すると、びっくり……。股関節の痛みはすっかりなくなり、歩き方が改善したおかげで、杖なしで歩けるようになったのです。いまでは生活がガラリと変わり、遠くまでお買いものに行けますし、このあいだは海外旅行でクルーズ船に乗り、2時間ダンスパーティーに参加しました。

毎日、寝る前やテレビを見ながら、かかとをトントンしています。

体験談　CASE02

「かかとトントン体操」で長年の持病のしびれが改善！「足の大切さ」にも気づけた！

（剣持由美子さん　77歳）

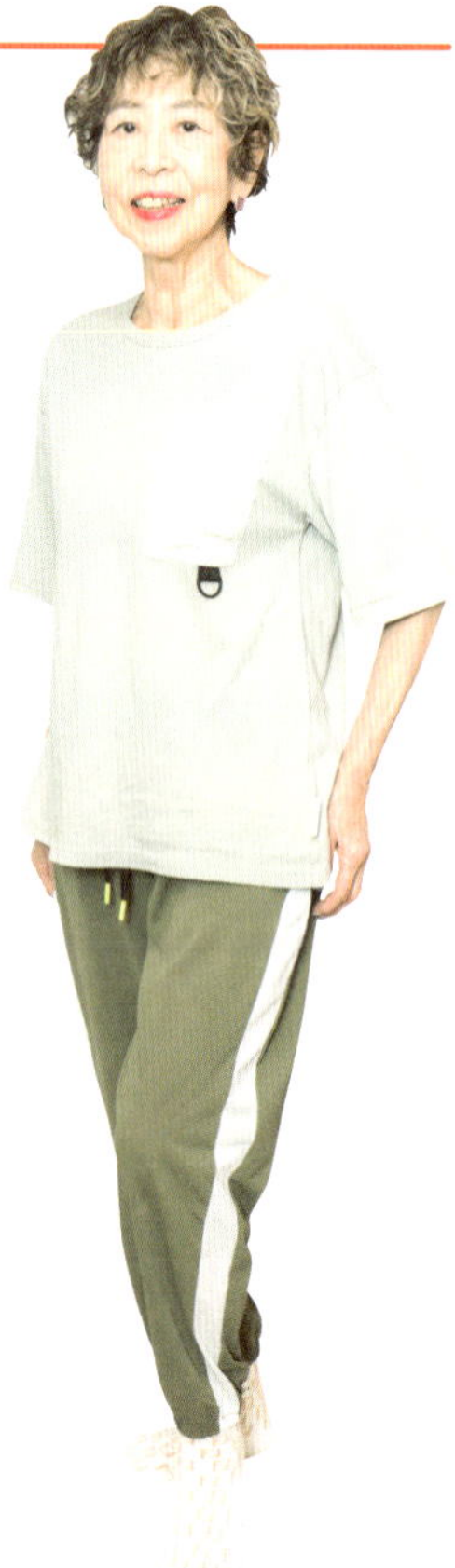

ジュエリーデザイナーの仕事や、趣味の旅行をこれからも続けたい！　毎朝「かかとトントン」します♪

先生の整体を受け、20年間ずっととれなかった持病からくる手のしびれが改善してから、長年サロンに通っています。サロンでの施術だけでなく、しびれをとるのに欠かせないと感じたのが、先生から教えてもらった「かかとトントン体操」。それ以来、毎朝ベッドから降りる際、かかとトントン体操をしています。足もスムーズに動きます！

そんなわたしですが、先日、事故で足の小指を骨折したんです。1週間でギブスは外れましたが、「たかが小指とはいえ、足の指を骨折すると歩くときにバランスが崩れるんだ……」と改めて気づきました。普段、先生の指導で姿勢のよいからだに慣れているからかもしれません。いつまでもアクティブですごすために、「足」ってすごく大切ですよね。そう自分自身で実感できると、自然と「からだにいい習慣」にとり組めます。

足の違和感や痛みを感じたら、かかとをトントン！すぐに楽になります〜

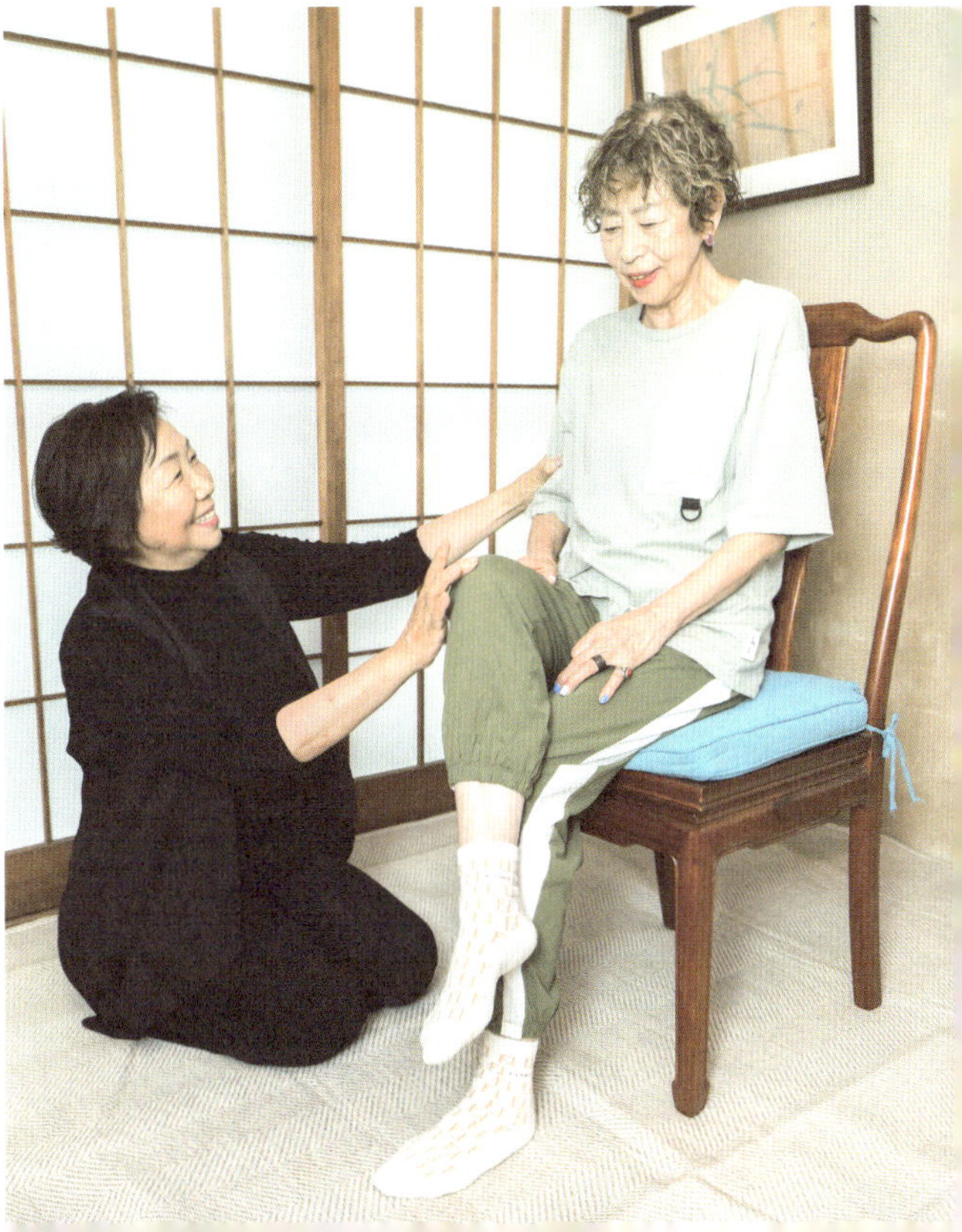

体験談　CASE03

2週間の寝たきり病院生活から歩いて退院！元気で長生きの秘訣は「よい姿勢」

（小林栄さん　89歳）

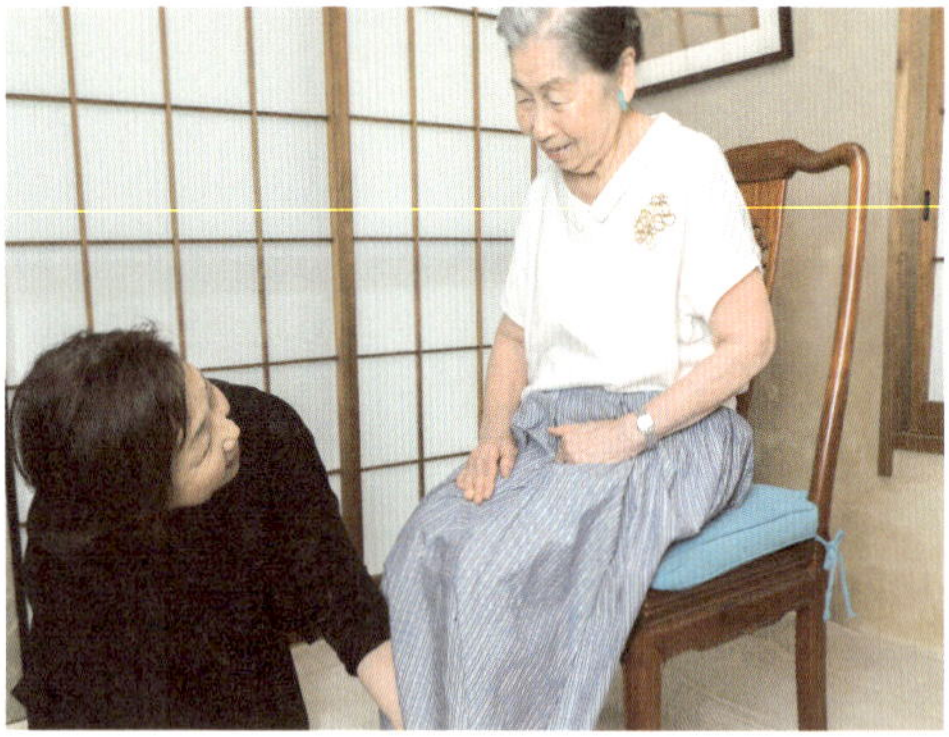

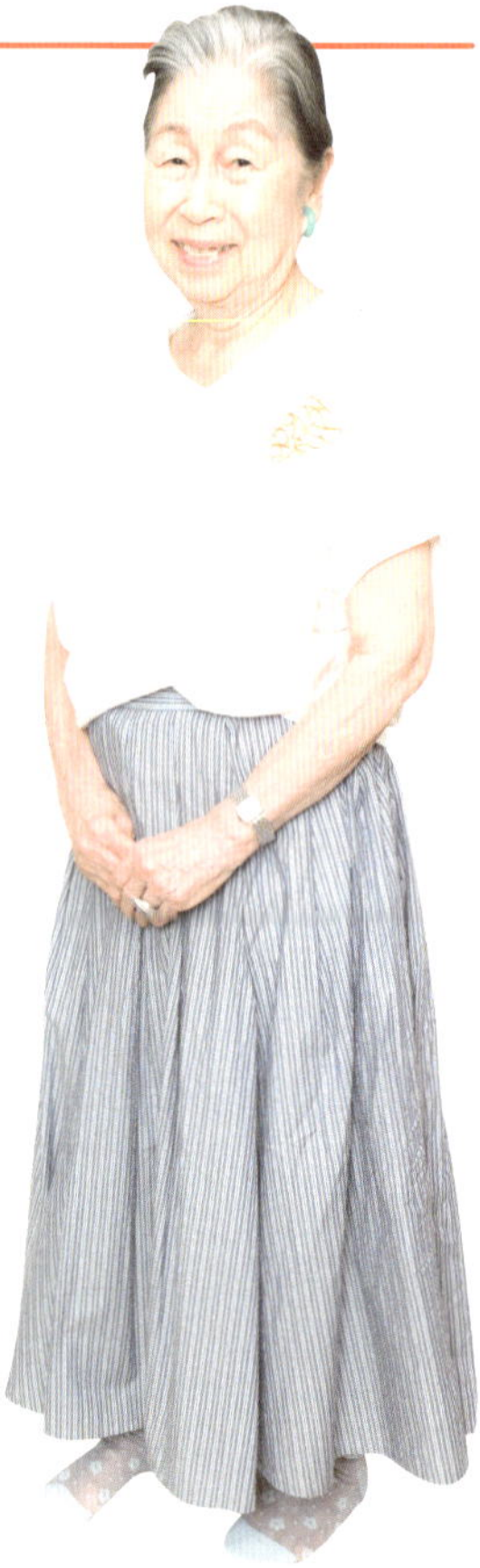

半年前、家具を動かそうとして転び、背骨を圧迫骨折したのですが、手術後は背中にコブもできず、自力で歩いて退院しました。彫金指導者という仕事柄、よい足底ですわり、背中をまっすぐにしています。正しい姿勢こそが、長生きと元気の秘訣かもしれません。

体験談　CASE04

歪んでいない、硬くなっていない しなやかな関節たちが 生きがいをささえてくれています

（落合久美子さん　78歳）

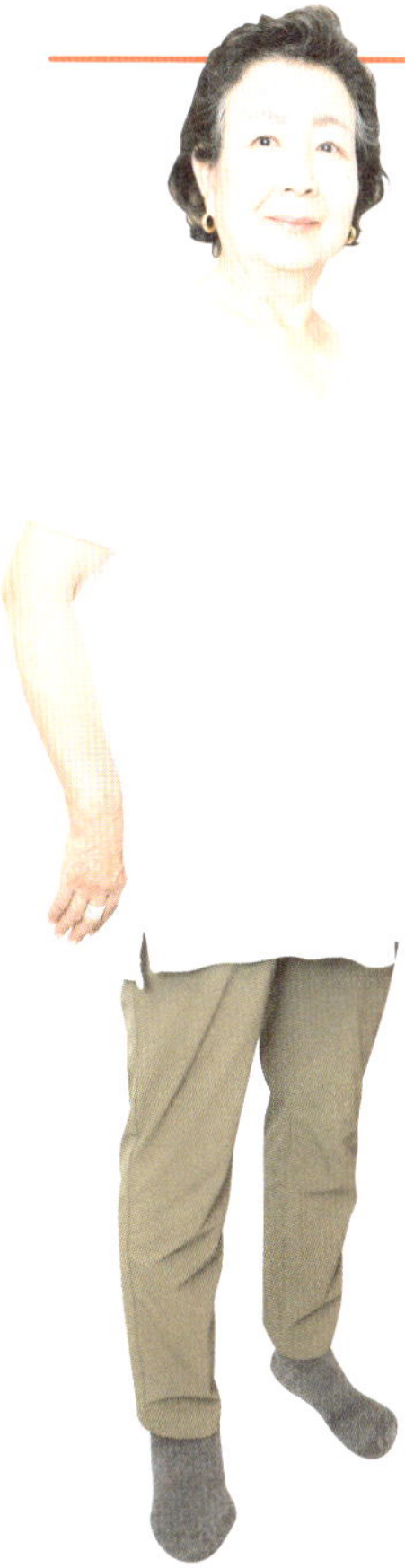

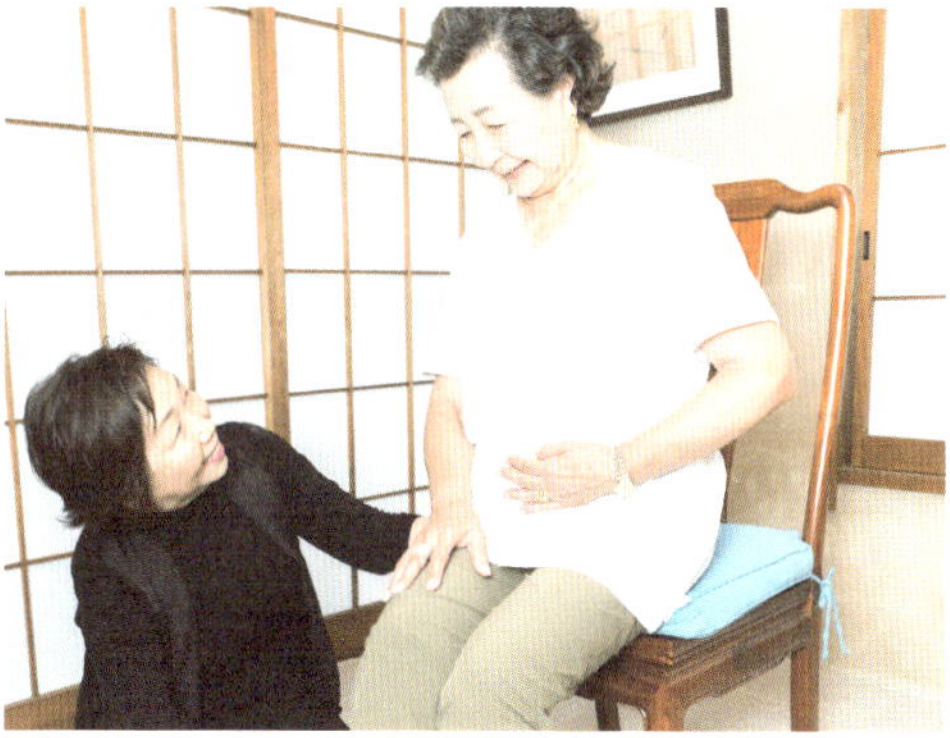

月に1回は夫と泊りがけでゴルフに出かけています。1日目はハーフ、そして2日目はワンラウンドまわります。ゴルフはたくさん歩くので、痛みが出ない足づくりは大切。それに加えて、よく動く関節も重要！　関節がやわらかいとパットがよく入りますよ！

体験談　CASE05

がんばりすぎず、自分のペースでとり組んだら、オシャレや趣味を楽しめるように！

（稲村薫さん　76 歳）

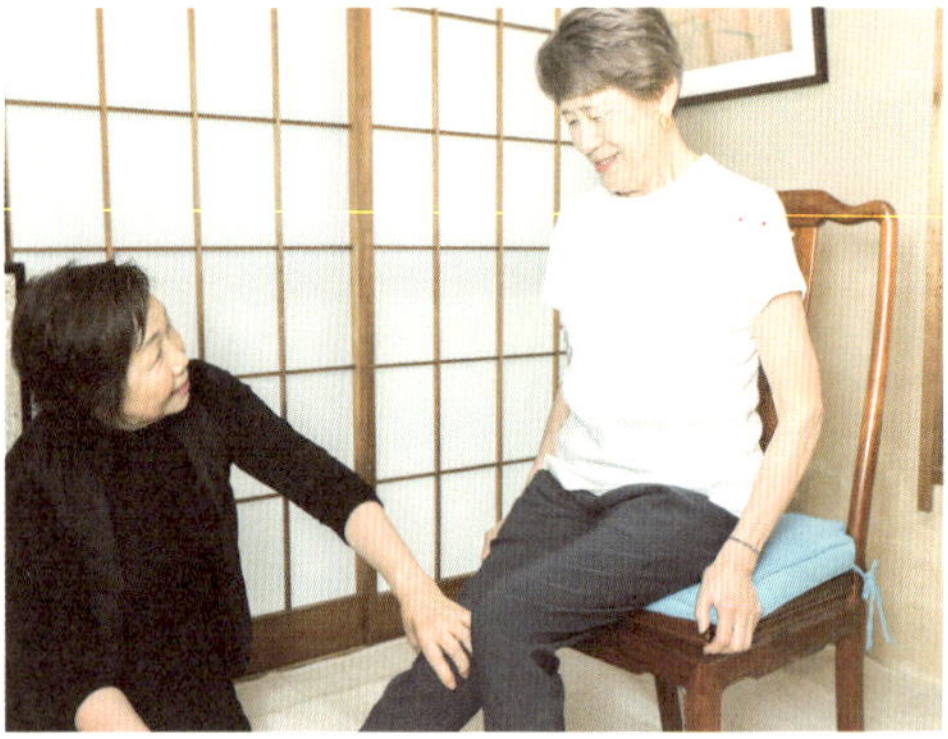

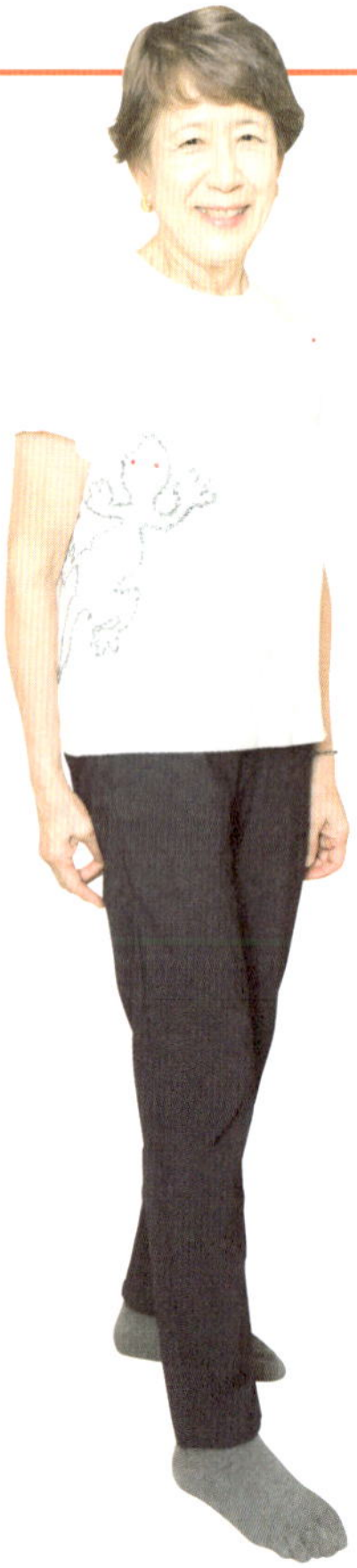

得意だったランニングやテニスができなくなって落ち込んだとき、先生から言われたのが「真面目にやりすぎない」こと。それから少しずつ生活習慣のなかに体操をとり入れ、自信がもてるようになりました。オシャレや趣味も楽しめるようになりました。

死ぬまで歩くにはかかとをトントン鍛えなさい　もくじ

プロローグ　100年歩けるからだは「かかと」が99%

体験談

CASE05 がんばりすぎず、自分のペースでとり組んだら、オシャレや趣味を楽しめるように！（76歳）

1 「かかと」を鍛えると死ぬまで歩ける！――なぜ「かかと」が重要か解説します

2 実践！　死ぬまで歩く「かかとトントン体操」

3 死ぬまで歩くための新習慣　――100年元気なからだをつくるコツ

1

「かかと」を鍛えると死ぬまで歩ける！なぜ「かかと」が重要か解説します

一体、かかとのなにがほかの骨と違い、どこに注目すべきなのか……。まずは「かかとがすごい」という理由やメカニズムと、かかとを鍛えることでからだに起こる変化を知りましょう。

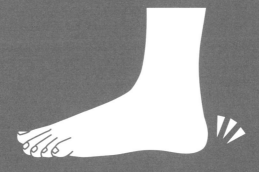

寝たきりの原因「骨折・転倒・関節疾患」を防いで自由で幸せな老後を迎えよう

最近、テレビや雑誌で、60代、70代、80代にフォーカスした「豊かで有意義なライフスタイル」特集をよく見かけます。ひと昔前は定年を迎えたり、子育てがひと段落したら、「あとはのんびりゆっくりすごしたい」という将来像をもっている人が大半でした。ですが100歳まで生きることが珍しくなくなったいまでは、趣味に打ち込んだり、精力的に仕事を続けることで、人生を余すことなく楽しみたいとイメージする人が増えたのでしょう。

しかし、いくら理想的な老後のプランを練っても、病気になったり、寝たきり生活になってしまっては元も子もありません。**2019年の調査では、日本人の平均寿命は男性が81・41歳、女性が87・45歳でした。対して健康寿命は男性72・68歳、女性75・38歳です。平均寿命と比べると、約10年の差があります。**健康寿命とは「健康上のトラブルがなく、日

介護が必要になった主な原因

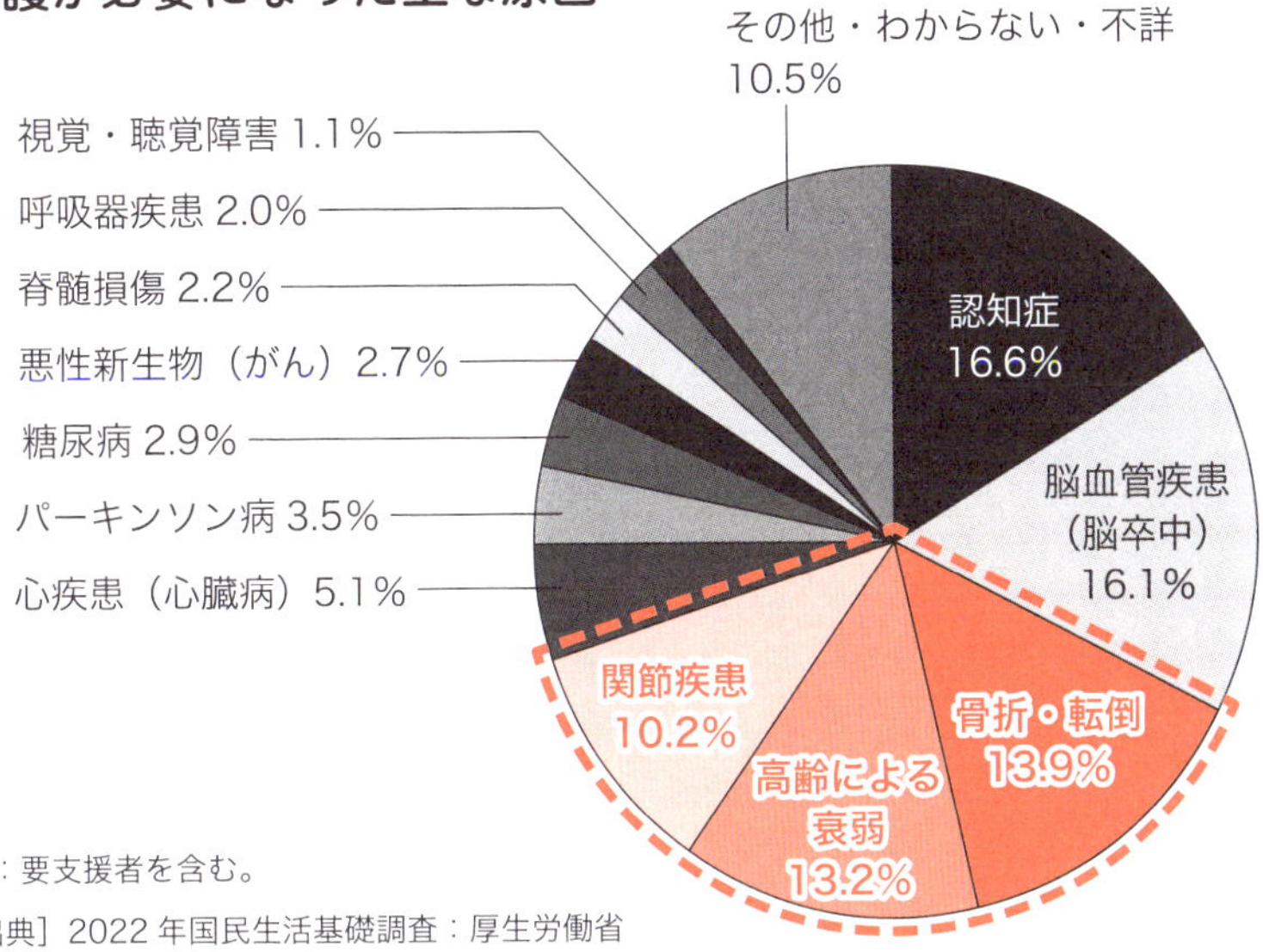
その他・わからない・不詳 10.5%
視覚・聴覚障害 1.1%
呼吸器疾患 2.0%
脊髄損傷 2.2%
悪性新生物（がん）2.7%
糖尿病 2.9%
パーキンソン病 3.5%
心疾患（心臓病）5.1%
認知症 16.6%
脳血管疾患（脳卒中）16.1%
骨折・転倒 13.9%
高齢による衰弱 13.2%
関節疾患 10.2%

注：要支援者を含む。
［出典］2022年国民生活基礎調査：厚生労働省

常生活に支障なく暮らせる期間」のこと。つまり、寿命を迎えるまでの最後の10年間は、人の手や高度な医療の力を借りないと生活できない人が大勢いるのです。

一体どうしたら死ぬまで自力で立ったり歩いたりしながら、自分らしい毎日を送れるのでしょうか。そのヒントが「介護が必要になった主な原因」の統計にあります。このデータによると「骨折・転倒、高齢による衰弱、関節疾患」が原因の35パーセント以上を占めています。つまり、**「関節の痛みがなく、丈夫で、転ばないからだづくり」こそが、寝たきりを回避し、健康寿命を延ばすポイント**だといえるのです。

コロナ禍で歩けなくなったり、立ちくらむようになった人が増加!?

死ぬまで自力で歩き、アクティブに生活しつづけるためには「関節の痛みがなく、丈夫で転ばないからだづくり」が大切とお話ししました。しかし近年、こうした健《すこ》やかなからだづくりをおびやかす大変なできごとがありました。そう、なにを隠そうコロナ禍です。新型コロナウイルスによって、わたしたちの生活は激変しました。外出自粛要請が出され、家でひたすらじっとしていた……という人も多いのではないでしょうか。その結果、コロナ禍以降「足がもつれてうまく歩けなくなった」「よく立ちくらみを感じるようになった」という方が、わたしのサロンにもたくさんいらっしゃるようになりました。

外出や運動の機会が減り、からだの活動量が減ると、首や背中が正しく伸びたバランスのよい姿勢が保てなくなります。なぜなら筋肉が衰えて、重い頭（頭の重さは5〜6キロもありますす）を支えきれなくなると、頭の位置が前方に下がっていき、次第に首や肩も前に出て、猫背になり、からだ全体が前のめりに崩れていくからです。**バランスの悪い姿勢で歩くと、上半身の重みがつねに前方にかかり、つまずいたり転んだりしやすくなります。**

また、足底には脳に正しい姿勢を伝えるためのセンサー（神経伝達物質）があります。足底の筋膜《きんまく》が十分に発達していないと、脳への伝達がうまくいかず、立ち上がった際に頭のポジションをどこに置いたらいいか、からだが一瞬混乱してしまいます。すると、頭がグラグラと不安定になり、立ちくらみが起こるのです。

つまずいて転んでしまい、あわや骨折……なんてことが起きれば、寝たきり生活まっしぐらです。また、ベッドから立ち上がろうとしたときにフラつき、バランスを崩して転倒、骨折という事態も考えられます。骨折には至らなくても、「いままで普通に歩けていたのに転びやすくなった」「立ち上がることさえままならなくなった」となると、弱った自分にガッカリしてしまい、気落ちしてしまう人もいます。ですが、ここで読者のみなさんに言いたいことは、こうした事態を避けるために、ハードなトレーニングはいらない、ということ。**必要なのは、頭を支えられる正しい姿勢のキープ力。それにはかんたんな体操や、生活習慣の見直しで十分です。**いっしょに転ばない、フラつかないからだをつくりましょう。

一生歩けるからだづくり。重要なのは、太ももやふくらはぎよりも「かかと」

ずっと歩ける丈夫なからだをつくると聞くと、「よ〜し！　足腰を鍛えよう！」と、太ももやふくらはぎの筋肉をつけようとして、やみくもに下半身のトレーニングをはじめる人がいますが、それは大間違い！　**立っているとき、歩いているときに、正しい姿勢をキープできることこそが、いつまでも健康で歩き続けるコツ**なのです。

かかとは、わたしたちのからだを支えている土台です。この土台が歪んでしまうと、骨や関節が次第にズレて、全身のバランスはみるみる崩れます。すると、からだを支えるためにつねに余計な筋力を使うことになり、立っているだけでドッと疲れてしまうのです。

ところで、足（片足）には何個の骨があるかご存知ですか？　正解は33個。意外と多いですよね。足の骨はそれぞれ関節でつながっています。足の甲側にも骨をつなぐ関節があっ

外側からみた足の骨

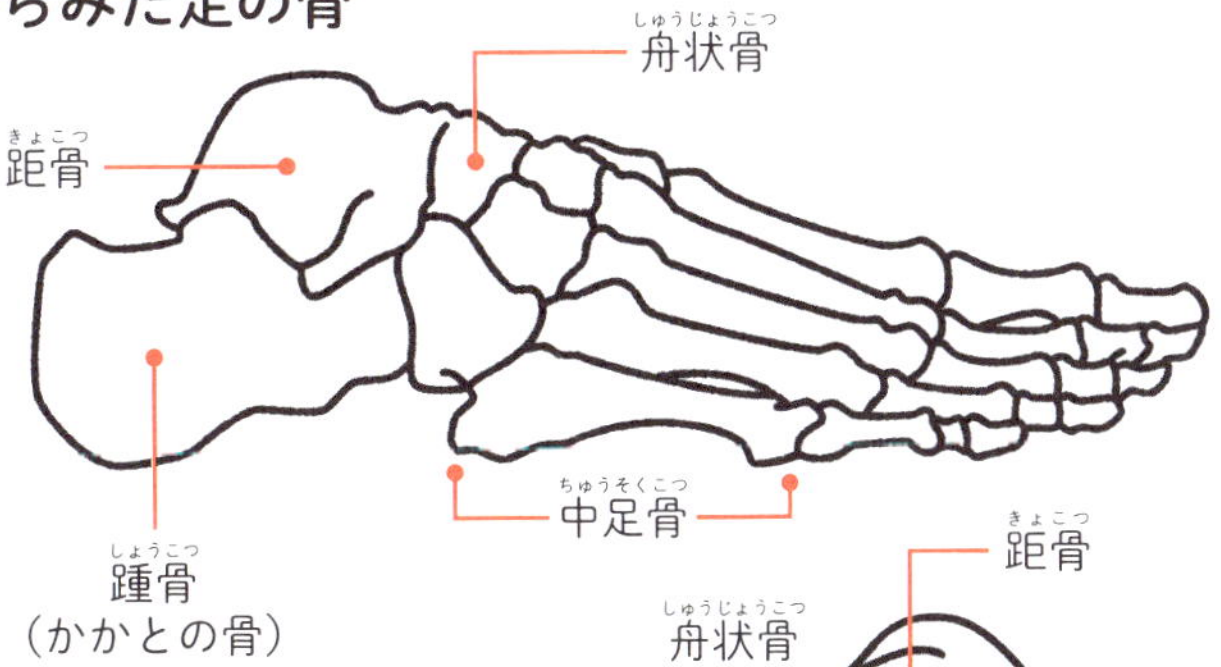

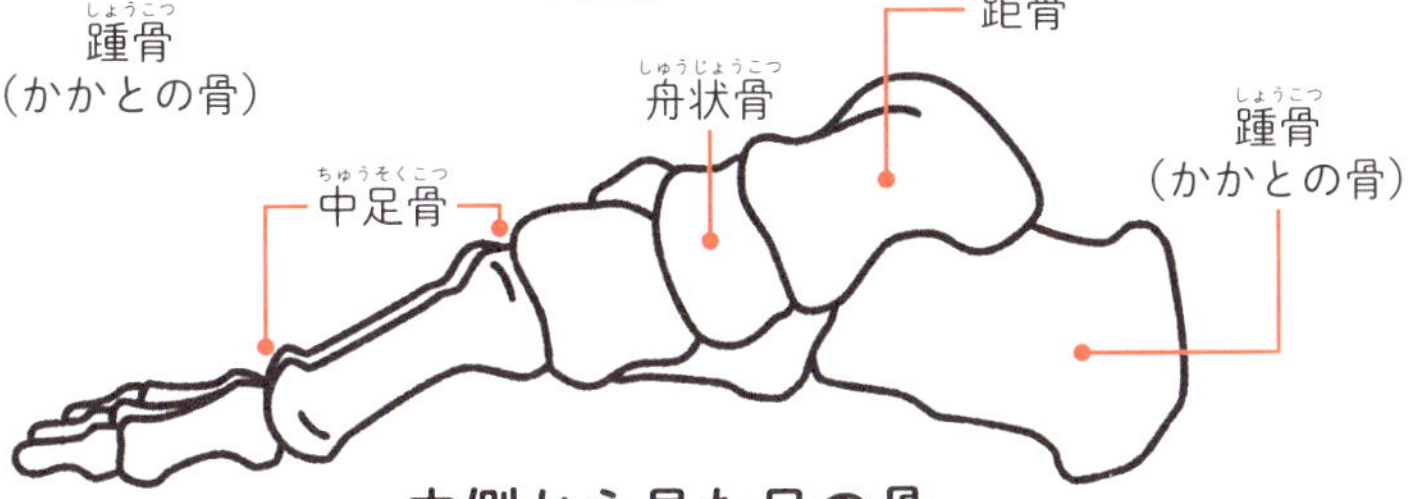

内側から見た足の骨

て、本来は自由に動かすことができます。しかし、**現代人の足はギュッと硬くまとまってしまい、バラバラに動かせなくなっていることが多い**のです。とくに足の中心にある中足骨が固まっています。

昔の人は素足で生活していたため、長い距離を無理なく歩くことができました。しかし靴という文明が生まれ、本来は動くはずの関節を固定したまま歩くようになり、体幹が衰えて長時間歩けなくなってしまったのです。逆に言えば、**かかとという土台を安定させつつ足の関節をやわらかくすることで、本来の丈夫な足腰をとり戻す**ことができ、脚力アップも期待できるのです！

歪んだかかとのままではキケン！まずはかかとの歪みをチェックしよう

足の骨と関節について、もう少し詳しく見ていきましょう。

足には、足の指だけでなく、足の甲やかかとのまわりにもたくさん関節があります。ですが意外と注目されておらず、アスリートやバレリーナでもない限り、ひとつのかたまりの「足」として認識している人が大半です。とくにかかとまわりは意識的に動かす機会が少ないため、歪みやすいのです。ずっと歪んだかかとですごしていると、足の痛みやしびれなどの症状が出ることも少なくありません。**かかとをしっかり動かして歪みを整えることで、その近くにある足の甲や足首の関節もほぐれ、転びにくい足になります。**ここで、まずは、自分のかかとが歪んでいないかチェックしてみましょう。

「かかと」にあるのが、踵骨《しょうこつ》という骨です。その上にはひざ下から伸びている2本の骨、

正しいかかとと歪んだかかと

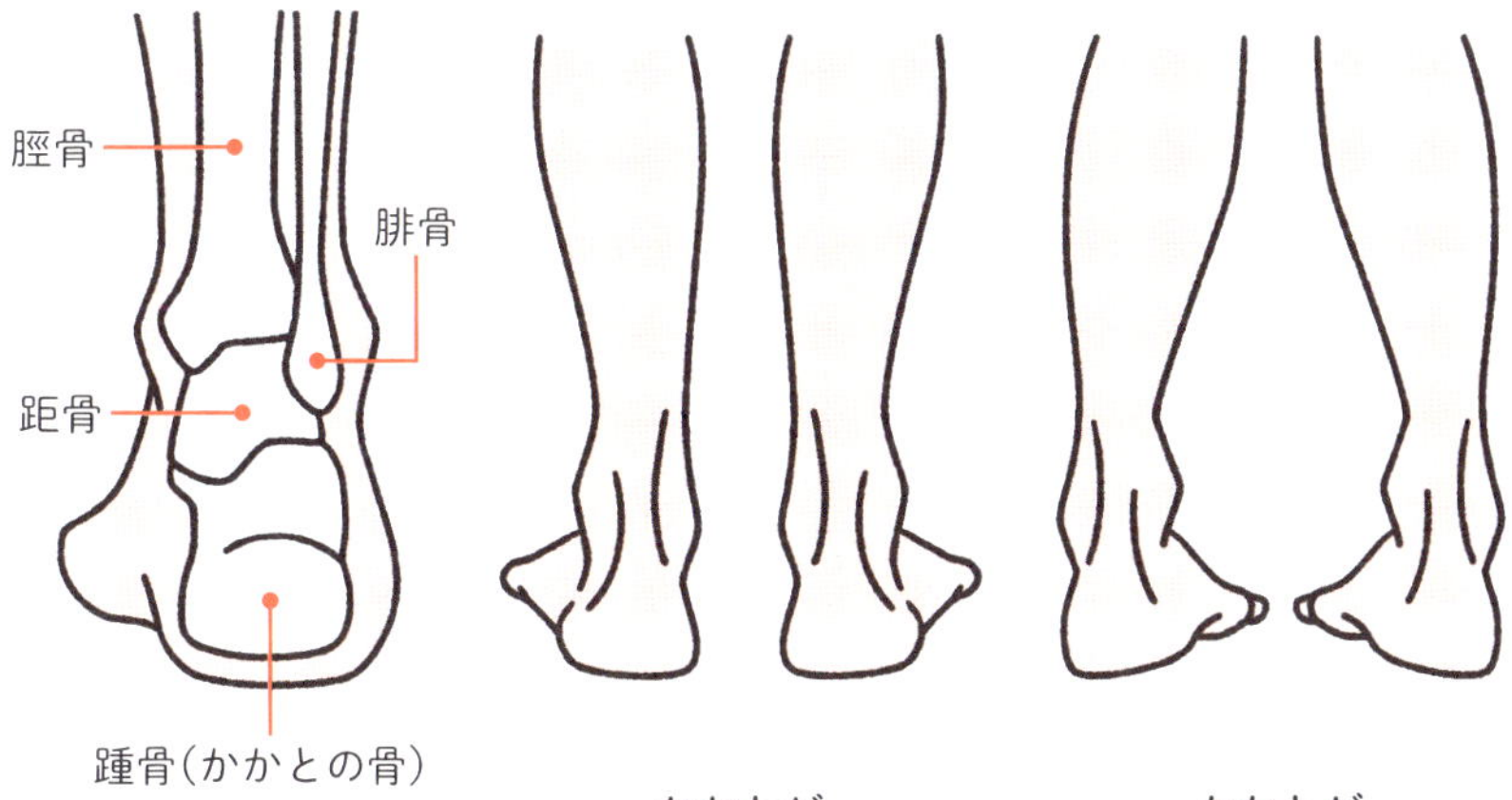

正常なかかと（右足）
※うしろから見た図

かかとが内側にズレて歪んでいる

かかとが外側にズレて歪んでいる

脛骨《けいこつ》と腓骨《ひこつ》があり、3つの骨は距骨《きょこつ》という、くさびの役割をもった骨でつながれています。脛骨の下部にあるでっぱりは内くるぶしで、腓骨の下部にあるでっぱりは外くるぶしです。うしろからかかとを見たとき、外側と内側のくるぶしがほぼ平行なのが正しい姿勢です。

かかとが外側や内側にズレて歪んでいると、外くるぶしが下がったり（O脚や猫背の人に多い）、内くるぶしが下がったり（X脚や内股の人に多い）します。

いかがでしょうか？　かかとの位置がズレている人は、ひざ、股関節まで連動して歪んでしまい、転びやすいからだになっていますから、要注意なのです。

転倒を防ぎ、たくさん歩ける足に欠かせない足底の「アーチ」とは？

かかとの歪みの次は、足全体のかたちを見てみましょう。具体的には、**アーチ、つまり「土踏まず」がきちんとあるかどうかをチェック**します。

歩くとき、足は、前方、中央、後方の3つのセクションに分かれて働きます。

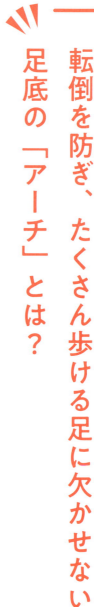

前方は、足指と足の指のつけ根です。この部分は地面を蹴りだす力として作用します。後方はかかとです。足のなかでいちばん重い骨のあるかかと（踵骨）は、距骨、腓骨、脛骨と連動し、安定して地面に着地するために作用します。

そして中央にあるのが、アーチです。アーチは、2足歩行をしている人間だけに備わっている機能です。かかとと親指のつけ根を結ぶ内側のアーチ、かかとと小指のつけ根を結ぶ外側のアーチ、親指のつけ根と小指のつけ根を結ぶ横のアーチの3つのアーチがあり、正しい姿勢で立つと、アーチをつなぐ3点に全身の体重がかかり、足の中央に空洞ができます。**アーチは、体重を分散させることで、疲れないようにしながらからだを支えたり、歩いたときの振動をうまく受け止めたり、体重の移動をスムーズにする働きをしています。**

アーチのかたちが崩れて足底がベタッとすると、脚がだるくなったり、ふらついてスムーズに歩けなくなります。さらに、アーチの崩れが進んで扁平足《へんぺいそく》や外反母趾《がいはんぼし》に発展すると、ただ靴を履いているだけで痛くなることもあります。そうなると、歩くこと自体が「つらい、いやだ、しんどい」と感じてしまい、楽しい老後は夢のまた夢になります。

足底のアーチを保つためには、かかとが正しい位置にあり、足の関節がしなやかに動かせることが重要です。また、骨や関節だけでなく、足底の筋肉や筋膜を強化することもポイントになります。アーチが崩れている人は、痛みが出る前に足底をしっかり整えなければなりません。

足底の３つのアーチとは

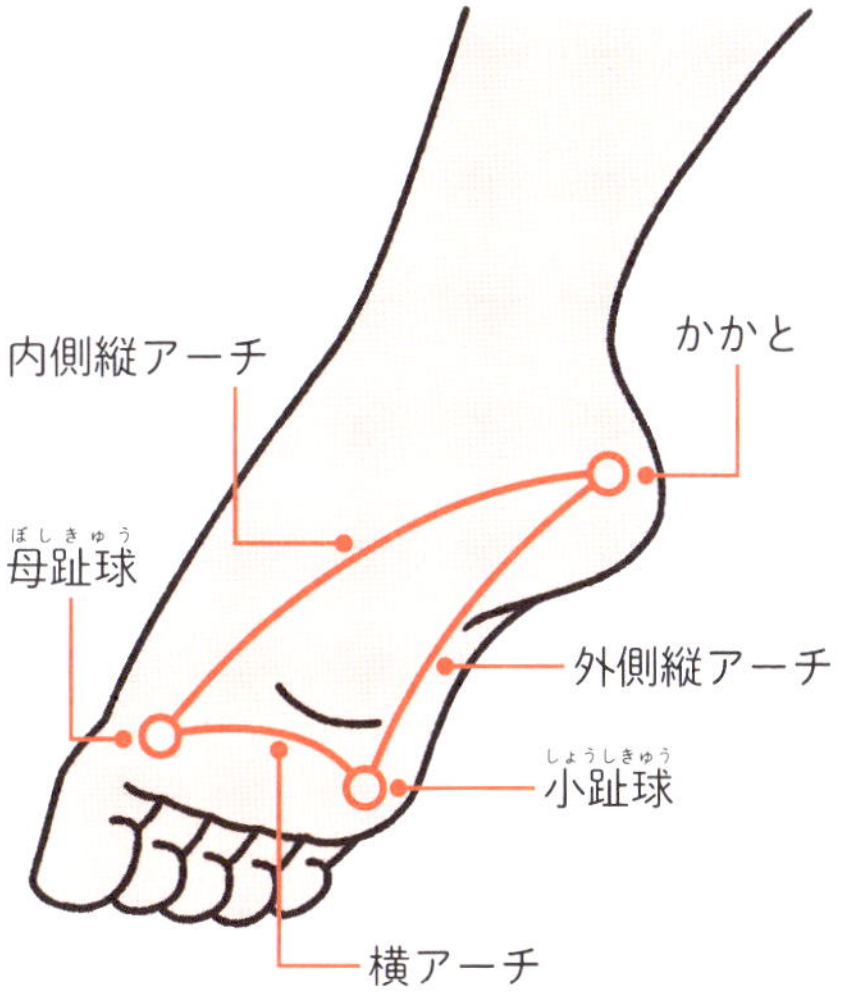

よく動く足底をつくれば、立ちくらみや転倒を防げる！

かんたんに転ばないような強い足底をつくるため、今度は足底の筋膜にも注目していただきたいと思います。

まず、足指を曲げてグーの状態にしてみてください。足の指のつけ根に、横に線が入りますよね。次に、バレリーナのようにつま先を前にツンととがらせてみてください。今度はまん中あたりに、縦に線が入るはずです。

この縦と横の線の正体は、からだが前後、左右に揺れたときに、転ばないようバランスをとって支えてくれている筋膜の線です。横の線の筋膜は上半身が前後にグラついて、バランスを崩しそうになったときに足底を調整して、転倒を防ぎます。一方、縦の線の筋膜は、かかとと足指をつないでいて、左右にバランスを崩しそうになったときに機能します。

横の線の筋膜がうまく働いていないと、重心が前やうしろにブレたときに、前に向かって転びやすくなり、縦の線の筋膜がうまく機能していないと、からだが横にブレたときにバランスがとれなくなり、足首をひねってねんざする原因になります。

人の頭は意外と重いので（26ページ）、重心が前後または左右にブレると頭に引っ張られてバランスが崩れ、転倒しそうになります。ですが、足の甲の関節の動きがよいと、足底の筋膜の感覚も鋭くなるため、万が一転倒しそうになったとき、からだを支えようと瞬時に反応してふんばることができます。逆に筋膜が弱って使えていない状態では、足底の感覚センサーが鈍り、ふらついて転倒の原因になってしまうのです。

また、足の関節が硬い人は、そのままにしておくといずれ、すわって足の裏を見ることも、爪を自分で切ることも難しくなってしまいます。日常生活を快適にすごすためにも足底を鍛えたいものです。

足底の筋膜図（右足）

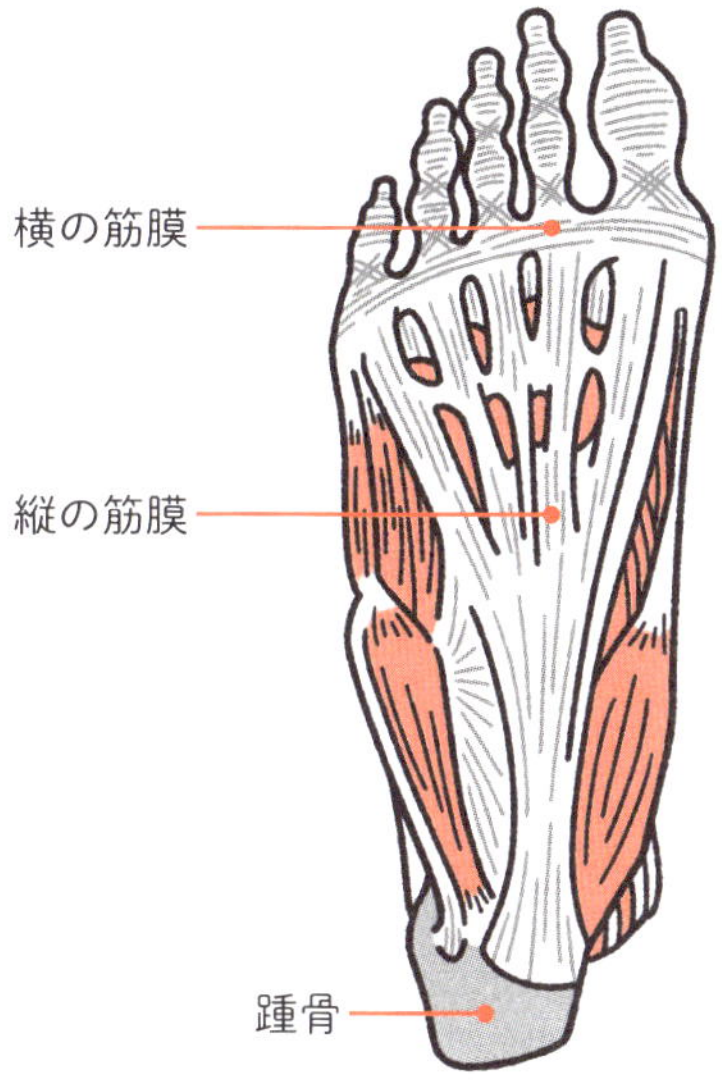

理想的な足をつくるには、いちばん重い骨のあるかかとへのアプローチが最短！

寝たきりの主な原因は、骨折・転倒、高齢による衰弱、関節疾患でした。そして、死ぬまでずっと若々しく、元気に楽しくすごすために必要なのは、転ばない、痛みなく歩ける、健康的なからだです。そのためには、土台である足を次のように整える必要があります。

死ぬまで歩くための理想的な足

①かかとの歪みがなく、足の内くるぶしと外くるぶしが同じ高さ
②足の骨をつなぐたくさんの関節同士が固まっておらず、よく動く
③足底の中央にアーチがある。かかとは安定し足底の筋肉が鍛えられている
④縦、横の筋膜がそれぞれしっかり発達している

足の筋肉や腱

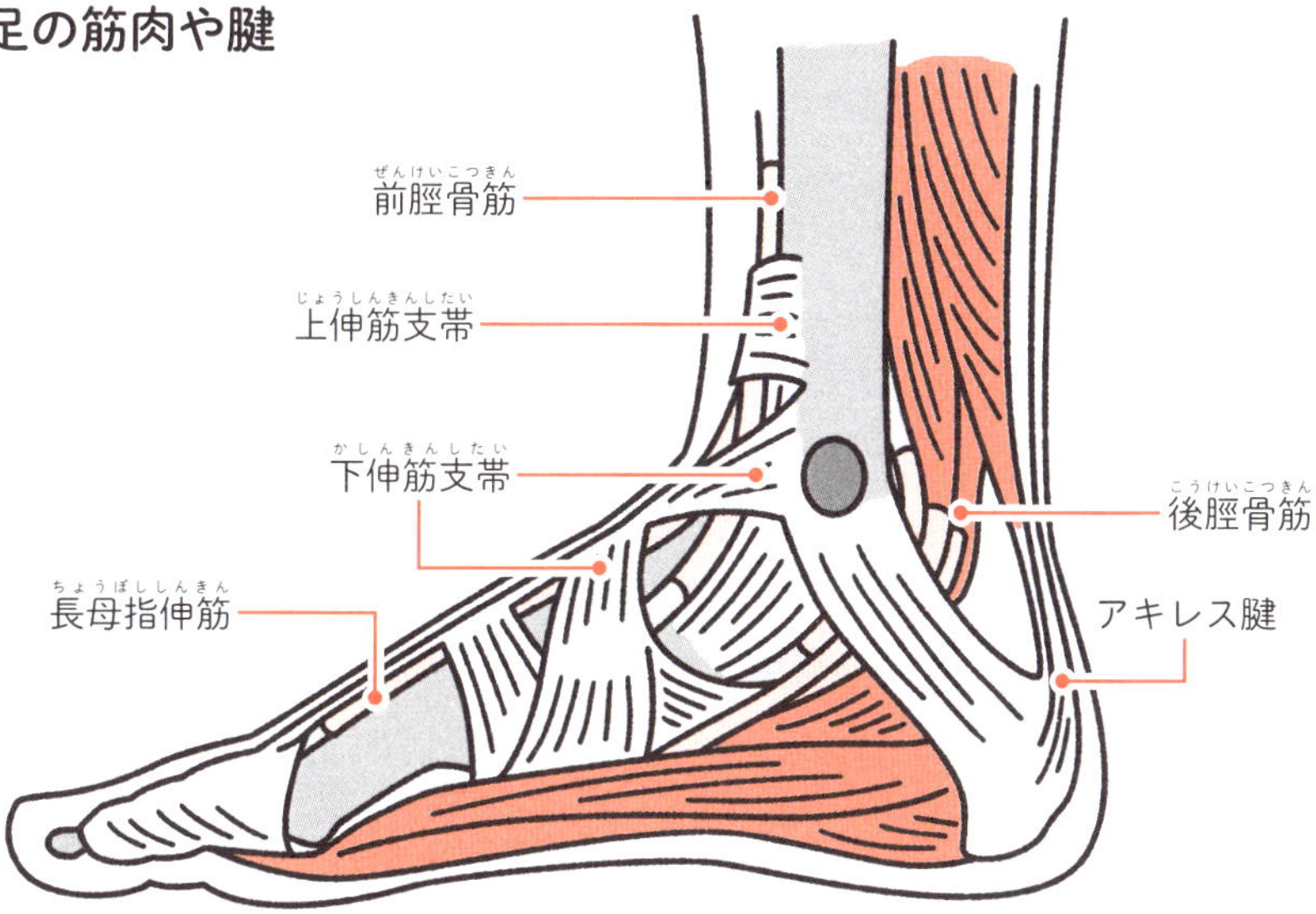

　また、上の図のように足全体を横から見ると、骨や筋肉のほかにも、伸び縮みをする靭帯や、関節をつなぐ腱、包帯のようにぐるっと巻かれている支帯などが、正しいアーチや足のかたちをつくっています。このような足をとり巻くさまざまな部位を鍛えることで、よい足底になります。すると、自然にひざから上も関節が正しい位置におさまって、頭の位置が安定し、転びづらくなります。

　脚全体を整えるためのアプローチ先としてうってつけなのが、足でいちばん重い骨である「かかと」です。**かかとを調整することで、足底全体、そして下半身から全身にいい影響を与えられるのです。**

かかとが不安定なのは、座布団の上で歩くようなもの。転びやすい

わたしのサロンに「よく転ぶようになった」「歩くと足や股関節が痛むことがある」といって訪れる方のかかとを触ってみると、ある共通点があります。それは、かかとの裏の筋肉がなんだかふわふわふわしているのです。

ここでちょっとご自身のかかとを、指先で左右からつまんでみてください。いかがでしょうか？　この肉はしっかりと硬くて、つまめないのが本来の姿です。しかし、1センチくらいつまめる……という人も多いのです。なかには、表面上は皮膚がガサガサしていてつまみづらくても、その奥の筋肉はぷにぷにしているという人もいます。

ふわふわ、ぷにぷにのかかとの人は、知らず知らずのうちに、足の甲側に力を入れた歩き方をしていて、足の甲がギュッと硬く固まっています。反対に、かかとや足底の筋肉や

筋膜のほうは力が弱く、発達していません。そのため、アーチを支えきれず、ペタンコ足になっている人もいます。こうしたかかとでは、体幹が安定しないため、頭を支えられません。すると、首が前に出た、猫背の、カッコ悪い姿勢で歩くことになります。その状態が続くと、かかとの骨もどんどん歪んで、ひざも股関節もズレていきます。

ふわふわのやわらかいかかとで歩くのは、いつも座布団の上を歩いているのと同じようなもの。フローリングやたたみの上を歩くのと違い、ふかふかの座布団の上を歩くと、体幹が安定せず、バランスが崩れ、前後、左右にからだが揺れますよね。そんな状態では、いつ転んでもおかしくありません。

足底の筋肉や筋膜を強くするためには、かかとを「トントン」と上下に動かしたり、足底を伸ばしてストレッチをかけることが効果的です。また、床や地面をかかとでしっかりとらえ、体幹をキープすることが重要です。

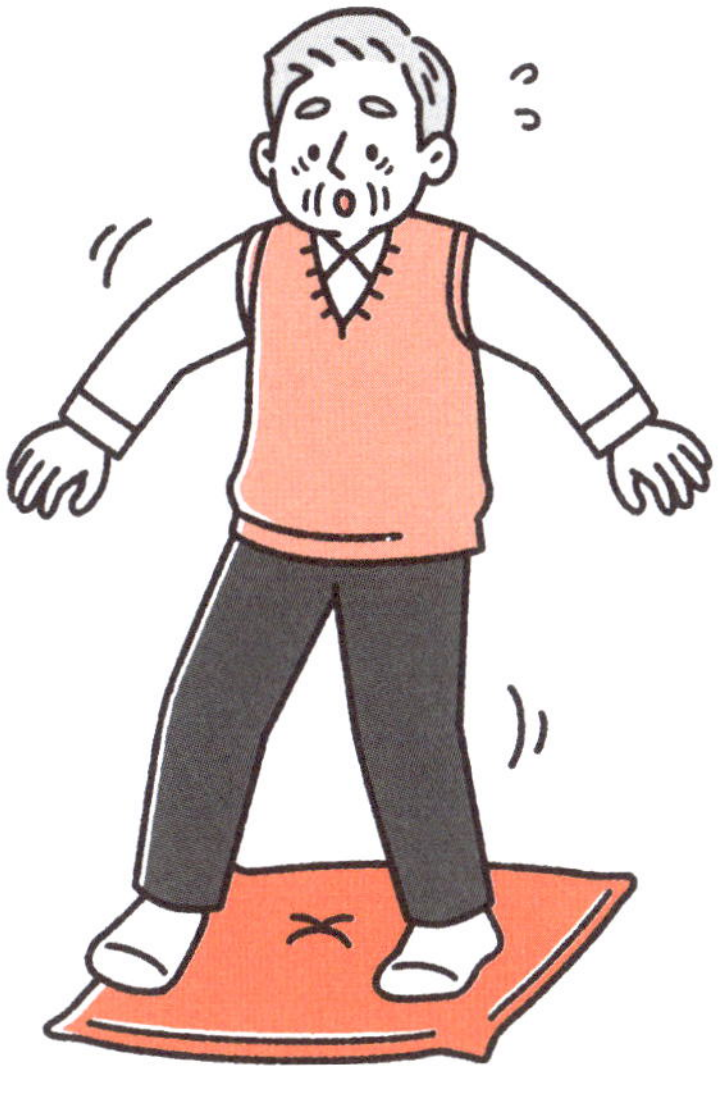

かかとを鍛えると骨が鍛えられる！
——かかとトントンで骨折を予防する

かかとを「トントン」する運動では、足底から脚の筋肉をストレッチできる効果以外にも、全身の骨を鍛える効果も期待できます。

１９９５年に行われたイギリス・ノッティンガムのクィーンズメディカルスクールの研究で、**1日に50回程度のかかと落とし運動を行うことで、骨が強くなる**ことが示されました。それから20年近くのあいだに、「かかと落とし」と「骨」についてのさまざまな研究で実験が重ねられました。そして、いまでは、**かかとから全身の骨に衝撃を与えることが、骨を強くするためにとても大切である**と広く知られるようになったのです。

全身には２００個以上の骨があります。骨をつなぐ関節がよっぽど固まっていない限り、「トン」と衝撃が与えられると、骨同士が連動して動きます。そうした**刺激が与えられる**

ことで、骨の新陳代謝（骨代謝）が促され、骨密度がアップするのです。

骨代謝では、最初に「破骨細胞《はこつ》」という細胞が、古くなった骨を壊して吸収し、その部分には「骨芽細胞《こつが》」が付着して新しい骨がつくられます。このようなサイクルで骨はたえずつくり変えられているのです。丈夫な骨をつくるためには、活発なこのサイクルが欠かせません。そしてかかとに刺激が加わることで、全身の骨の代謝が促進されるのです。

閉経後の女性は、女性ホルモンの分泌が減ることから、骨密度が急激に減り、骨粗しょう症になる人も多いものです。骨粗しょう症になると、ちょっとつまずいたり、転んだだけでいともかんたんに骨折してしまいます。なかには、くしゃみをしただけで肋骨が折れてしまい、寝たきりになってしまった人もいます。そのため、**骨を支える筋肉だけでなく、骨そのものを鍛える「骨トレ」も重要**だと言われているのです。

「かかとトントン」を毎日続けることで、骨が刺激を受け、骨芽細胞がバランスよく活動するようになります。1回にたくさんトントンするのではなく、気づいたときに10秒でもトントンする習慣をつけ、1日50トントンを目標に、疲れない程度、続けられる回数からはじめてみましょう。

かかとから脚の抗重力筋が鍛えられるから、転ばない、痛みの出にくい脚に！

かかとを整えることは、全身の姿勢をよくするための入り口になります。なぜなら、**かかとが整えば、よい姿勢をキープするための、抗重力筋の発達につながる**からです！

かかとの歪みがとれて、かかとまわりの筋力が強化されると、歪みをどうにか食い止めようとがんばっていた靭帯も柔軟性が増し、足首関節が正しい位置に移動します。すると、その上のひざ関節、股関節まで、正しいポジションにおさまります。下半身の大きな関節である足首関節、ひざ関節、股関節の3つが整うと、足底のかかとから親指、かかとから小指、小指から親指の3つのアーチに、上半身からのからだ全体の重みが無理なく乗ります。すると、それぞれの関節の歪みを正そうとしていた筋肉に余計な力《りき》みがなくなり、**重力に逆らって上に伸び、姿勢を正す筋肉（抗重力筋）も自然と発達**していきます。

抗重力筋は、足底から続くふくらはぎ、ひざ裏、太ももの裏や内側に多くあります。これらの筋肉群は、足首関節やひざ関節が歪んでいると発達しません。また、これらの筋肉のトレーニングはとても難しく、狙って鍛えようとしてもたいていは太ももの前側を使ったフォームになりがちに。そうすると、太ももの前側ばかり発達して、上半身が前のめりの、余計に転びやすいからだになってしまいます。逆に、**脚の裏側の抗重力筋が発達すると、連動する上半身の抗重力筋も発達**していきます。

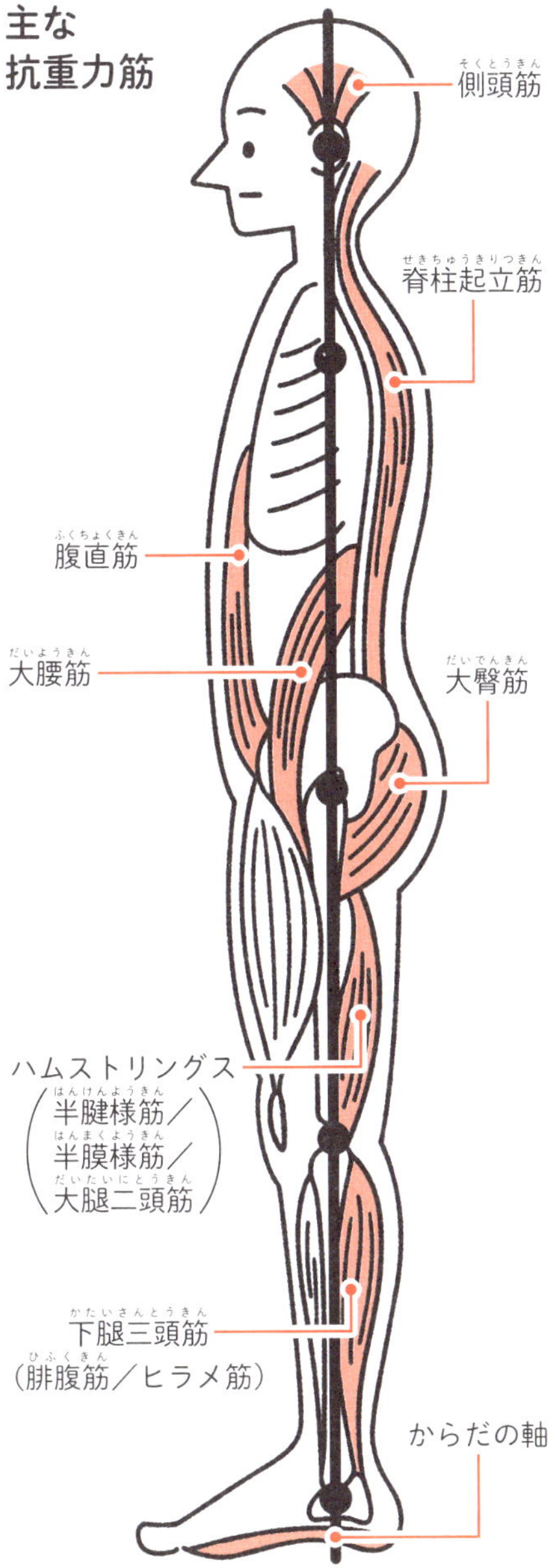
主な抗重力筋
側頭筋《そくとうきん》
脊柱起立筋《せきちゅうきりつきん》
腹直筋《ふくちょくきん》
大腰筋《だいようきん》
大臀筋《だいでんきん》
ハムストリングス
（半腱様筋《はんけんようきん》／半膜様筋《はんまくようきん》／大腿二頭筋《だいたいにとうきん》）
下腿三頭筋《かたいさんとうきん》
（腓腹筋《ひふくきん》／ヒラメ筋）
からだの軸

足底が整い、姿勢が改善すると、血液の流れがよくなり免疫力アップ！

前の項目では、かかとを整えることで、関連する関節の歪みが解消され、抗重力筋が発達し、自然とよい姿勢がキープできるようになる、というメカニズムを説明しました。最初にお伝えしたとおり、「立っているとき、歩いているときに、正しい姿勢をキープできること」こそが、いつまでも健康で歩き続けるコツです。みなさん、ぜひ、かかとを整えることから幸せな将来への一歩を踏み出しはじめましょう。

かかとを整える効果は、死ぬまで歩けることだけではありません。

足底が安定し、足首関節、ひざ関節、股関節、骨盤が整うと、その上にある背骨もスッと整って、猫背がなおります。すると、肺が広がって深い呼吸ができるようになります。

猫背になっていたり、背中が丸まっている人は肺活量が少なく、自分では気づいていなくても、呼吸が浅く、短くなっています。浅い呼吸や短い呼吸では、少し歩いただけで息切れをしてしまうことも……。よい姿勢で歩くことで、呼吸が安定し、余計な筋肉の緊張もほぐれ、楽しく、たくさん歩けるようになるのです。

深呼吸ができ、たくさん空気を吸ったり吐いたりできるようになると、腹圧が上がってさまざまな臓器が刺激され、血液の流れがよくなります。血液は心臓から出ると、からだのすみずみに酸素や栄養を運び、また再び心臓に戻っていきます。ですが、足首関節、ひざ関節、股関節が歪んでいると、血液の通り道が物理的に細くなります。歪んでズレた関節まわりの筋肉の血液の流れが滞ってしまうのです。

足は心臓に血液を戻すポンプのような役割を担っているため、足で血液が滞ってしまうと、からだ全体の血流が悪くなります。「血流の悪さは万病のもと」と考える人もいるくらい、血の巡りは健康に影響を与えます。からだの冷えや、腰痛、首痛などの慢性的な痛みなど、いろいろな症状の原因となるのです。

血液によって新鮮な酸素が肺に行きわたり、血流がよくなると、同時にからだが温かくなり、血がキレイになって白血球が増え、免疫力もアップします。「なんとなくからだがだるく調子が悪い」と漠然と感じている人も、ぜひかかとを整えて、効果を実感してほしいです。

かかとの筋肉を鍛えると骨盤底筋にも効く！
——尿もれ・頻尿に効果あり

かかとを整えることは尿もれ、頻尿の予防にもなります。足底の筋肉を鍛えると、なんと骨盤底筋もいっしょに強化することができるからです。

全身の筋肉はつながっています。つながっているということは、ある筋肉を鍛えると、一見関係のない、離れた場所の筋肉もいっしょに発達させることができるのです。反対に、ある場所の筋肉が凝り固まったりすると、離れた場所の筋肉に痛みが出たり、動かしにくくなるなどのトラブルが起こることも。からだって、とてもふしぎですね。

さて、足底の筋肉は、ふくらはぎの筋肉につながっています。さらに上がっていくと、ひざ裏を通り、骨盤底筋につながります。骨盤底筋とは、骨盤を下から支えている筋肉のこと。重い内臓が重力で下がらないようにサポートする機能を担っています。からだの奥深くにあるため、普段はあまり意識することがない筋肉です。

この骨盤底筋の筋力が落ちると、排せつをコントロールする力にも影響が出ます。頻尿や尿もれは、骨盤底筋の弱りからも起こっているのです。

普段意識していない、からだの奥深くにある筋肉のため、骨盤底筋を鍛えるのはかなり難しいものです。ですが、**骨盤底筋とつながっている足底の筋肉を鍛えることで、連動して、骨盤底筋も鍛えることができます。**これならだれでもできます。

骨盤底筋をしっかり働かせるためには、足底のアーチがあることが重要です。**アーチをつくり、からだを上に引き上げている足底の筋肉こそが、骨盤底筋とつながっている**からです。アーチがつぶれていると、骨盤へ向かう筋肉の連携がストップしてしまいます。

かかとを整えると、全身の関節の歪みがとれて、重力に対して縦方向に伸びる抗重力筋が働くようになり、よい姿勢をキープできるとお話ししました。悪い姿勢のままですごしていると、抗重力筋が働かず、内臓を正しい位置に保つことができません。すると、内臓が下がって、その重さでお腹や膀胱に圧力がかかります。これも、頻尿や尿もれの原因となります。くしゃみや咳をしたときや、重いものをもち上げた瞬間に尿もれをしてしまう、何度もトイレに行ってしまう……と悩んでいる人は、ぜひかかとを整えましょう。

車いす利用の高齢者が急上昇！
──車いすからでも歩けるからだに！

国土交通省の統計によると、2009年から2018年のあいだで、75歳以上の高齢者の車いす利用者は、約1371万人から約1798万人と、10年間で427万人も増加しています。日本の車いす利用者の数は年々増えているのです。

車いすを利用するようになると、腰から上の筋肉だけを使って生活するようになります。すわっているため、おしりの筋肉はかろうじて使っている状態ですが、ひざから下の筋肉は、まったく使われていません。筋肉は、使わないと弱っていく一方です。すると、立つことも大変になり、ますます「歩く」ことから遠ざかってしまいます。

「かかとトントン」をはじめ、これから本書で紹介するエクササイズは、すわってできるものがメインです。**すわったまま、かかとを整えたり、足底を鍛えることができる**ので、「高齢になり、歩くのがつらくなって車いすを使いがちになった」という人も、できることからチャレンジしていただきたいです。

ただし、無理は禁物です。ベッドに腰かけながら、安定したいすにすわりながらなど、安全な場所で、少しずつとり組んでください。

かかとを整えようとすることで、上半身の姿勢も意識するようになるでしょう。エクササイズを続けて、「立つ」「歩く」という最終目標をもちながら、すわっている姿勢がよくなる効果もご自身で感じてください。上半身の姿勢がよくなると、息がしやすくなり、からだがどんどん若々しくなっていきますよ！

さらに足底の筋肉が鍛えられてくると次第に、ベッドから車いすに移動するときや、トイレに移動するときなど、一瞬、立ち上がるタイミングで、地面にうまく足底をつけることができるようになっていきます。すると、その足底の感覚が自信になり、「歩けるかもしれない」という自信につながります。

エクササイズはどれもかんたんなものばかりなので、「もう車いす生活になってしまったら、歩くのはあきらめないといけない」と考えるのは、もったいないです。大切なのはコツコツ続けること。気軽な気もちではじめてみてください。

かかとが整うと、ぐっすり眠れる！夜間の転倒を防いで、朝の目覚めもスッキリ！

60歳をすぎると、「夜、ベッドに入ってもすぐに寝つけなくなった」「眠りが浅くなった」という人がたくさんいます。

ひとつの理由として、体力が落ちたことでバテてしまい、日中に居眠りをしている……ということが考えられます。居眠りの厄介なところは、自分では居眠りに気づいていないということ。「それはきっと、昼間に寝ているからですよ」と言っても、「いやいや、まさか、そんなことはない」と本人は否定なさるのです。横になっていないから、寝ている感覚がないのでしょう。でも、ボーッとテレビを見ているときや電車に乗っているときの記憶をたどると、「そういえば、一瞬記憶がない……」なんてこと、ありませんか？　こうした気づかない居眠りが、夜の快眠を妨《さまた》げているのです。

すわった姿勢で居眠りをしていると、頭が前に下がり、背中が曲がります。このような姿勢ですごしていると、骨と骨のあいだが狭くなっていき、関節の歪みを引き起こします。

関節の歪みから血液やリンパの通り道が細くなり、全身の巡りが悪くなるとどうなるのか……？ そう、循環の悪いからだはだる重くなり、日中すぐ眠くなってしまうのです。疲れて眠い→居眠りしてしまう→だから夜眠れない……。不眠の悪循環に突入です。

血液やリンパの悪くなった流れも、かかとを整えることで解消されます。ですが、居眠りを繰り返してしまったら、せっかくの努力が水の泡。かかとを整えるエクササイズを習慣にするならば、関節を歪めないお昼寝の習慣も、ぜひいっしょに生活にとり入れてみてくださいね（具体的な方法は、１０３ページで紹介しています）。

また別の理由として、「夜になるといろいろな不安がつのって眠れない……」という話もよく聞きます。もともとネガティブ思考だったり、考えすぎてしまう性格の人は、首が前のめりになった、猫背の姿勢の人が多いです。そしてこれも、本人は「姿勢が悪い」と自覚していないことがよくあります。考えすぎ、不安が多い、いつもなんだかモヤモヤしている……という人は、いったん、だまされたと思ってかかとを整えるエクササイズにとり組んでください。**姿勢がよくなると、心が明るくなり、よく眠れるようになりますよ。**

死ぬまで自力で「食べる」ためにも、かかとをトントン鍛えよう！

食べものや飲みものが食道ではなく、気管に入ってしまう誤えん。年をとってくると、舌や喉のまわりの筋力が弱くなったり、食べものを「ごっくん」と飲み込むタイミングのセンサーの反応が遅くなってきます。「あわててかき込んで食べたわけではないのに、最近、食事中にむせることが多くなった……」ということはありませんか？　いまはまだ、その場で多少苦しいだけでも、これからさらに体力が落ち、免疫力やむせて吐き出す力が弱まると、命にかかわる誤えん性肺炎を引き起こす可能性も出てきます。

「食べることが人生の楽しみ」という人はたくさんいますし、お出かけや旅行の際、食事は欠かせないアクティビティです。「人生最後の日まで、自分が好きなものを、自分の口から食べたい……！」。これは本当に多くの人が望んでいることではないでしょうか。「栄養の点滴がいい」なんて考える人はだれもいませんよね。

かかとが歪んでいると、骨盤が歪み、背中が曲がり、首が前に出て、あごが下がります。この姿勢のとき、背中側はどうなっているかというと、背中は丸まり、肩甲骨が左右外側に大きく開いて、肩と肩甲骨が上に上がっているのです。

びっくりするかもしれませんが、**肩甲骨は舌の筋肉やあごの筋肉とつながっています。背中が丸くなって、肩甲骨が開いて上がった状態では、肩甲骨からつながっている気管をふさいで食道を開く筋肉や、飲み込む筋肉をうまく使えません。**つまり、誤えんを起こしやすい状態になっているのです！ そこで、かかとから姿勢を整えることの必要性が出てくるのです。かかとの歪みがとれると、あごが引けるようになり、自然と肩甲骨が正しい位置に下がっていきます。すると次第に、食べたり飲んだりするために必要な筋肉が発達していきます。また、悪い姿勢ですごしていると背中側の筋肉が硬くなり、逆に前側の筋肉の力が弱まってしまいます。すると当然からだの前側にある、食べものが喉から胃に向かう食道の筋肉も衰えてしまいます。

「死ぬまで自力で食べられる力」を維持しつづけるためにも、かかとから、からだの歪みを整えるべきです。

頭の位置が正しくなって、神経伝達がよくなるから「ボケ防止」にも！

かかとが整って、足底のアーチがしっかりし、足指の根元とかかとで地面を押して自然に立てるようになると、とにかく疲れにくくなります。

関節が歪んでいる人は、姿勢を保とうとする筋力をムダに使ってバランスを維持しようとするため、たいへん疲れてしまいます。それが、ますます関節を歪ませてしまいます。ところが、自然な力で立ったり歩いたりできるようになると、これまで使っていたムダな筋力を使わなくなるわけです。つまり、ムダなエネルギーが必要なくなるのです。

また、安定した足底で立てていない人は、頭が前後左右に動きがちです。頭や脳が揺れやすいことも、疲れのひとつの原因です。しっかりとした足底をつくり、体幹をよくすることで、ふらつきを防げます。

疲れにくくなるということは、言い換えれば「元気」を省エネできるのです。そして、余った元気を自分のためにもっと使えるようになります。

人は疲れると、意欲的になにかを「やろう」「考えよう」とする力が明らかにダウンします。疲れがたまったとき、「なんかどうでもいいや」「もうなにも考えたくない」という気もちになりますよね。そうした状態が続くと、**脳はどんどん働かなくなり、衰えていきます。脳も筋肉と同じく、使わないと弱くなる一方**なのです。

かかとが整うことで、自分が楽しくいられるにはどうすごしたらいいかを考えたり、旅行の計画を立てたり、趣味にとり組もうというパワーがわいてくるはずです。せっかくの人生ですから、最後まで自分の「やりたい」を充実させて、実行したいと思いませんか？

また、**かかとが整うことで、ひざ、股関節などの関節痛が消えたり、頻繁に歩いて出かけるようになってダイエットできたという人も**います。すると、「おしゃれ」が楽しくなるそうです。痛みがあったり、見た目にコンプレックスをもっていると、服や髪型に気を使ったりすること自体面倒になりますよね。**身だしなみに気を使える人は、ボケづらいとも言われています。**

かかとから、ボケない脳と、ステキな外見も手に入れましょう。

「転びやすい」「ものを落としやすい」原因はかかとの歪みにあった！

かかとが歪んでズレていると、連動して骨盤も歪みます。

骨盤が前に傾いていると、背中が反りすぎてS字カーブが深くなります。このような人は、おしりが出た姿勢になっています。一方、骨盤がうしろに傾くと、背中と肩が丸まり猫背になります。どちらの場合でも、骨盤の位置が正しくないことから、視野が狭くなります。とくに骨盤がうしろに傾いている人は、かなり限られた範囲しか見えていません。

骨盤が耳の下の正しい場所にあり、前やうしろに傾いていないポジションを保てていれば、人間の視野は180度以上になります。みなさんはいま、どれくらいの範囲の景色が見えているでしょうか？　**視野が180度より狭い人は、かかとが歪んでいる、そして骨盤が前、またはうしろに傾いている**ということです。

視野が狭くなると、日常をすごすうえでいろいろと危険です。目で確認できる情報が減ってしまうからです。転びやすさも視野の狭さが一因です。また、視野が狭くなったことで、「コップを置こうとしたテーブルとの距離感がわからず、落として割ってしまった」という例も。「年をとって足腰がおぼつかなくなったら転びやすくなった」「手先がうまく使えなくなってものを落としがちになった」という人のなかには、よくよく話を聞いてみると、視野が狭くなったことが原因だったということもあるのです。

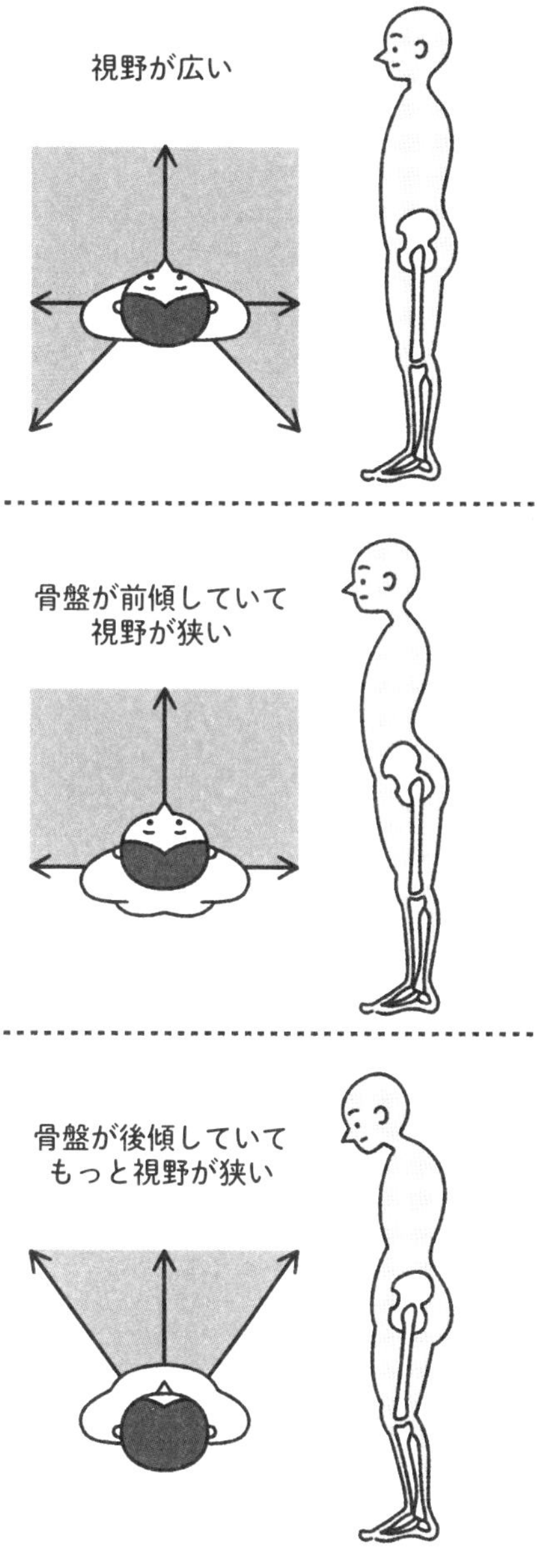
視野が広い
骨盤が前傾していて
視野が狭い
骨盤が後傾していて
もっと視野が狭い

安全！　かんたん！　かかとトントン体操の最大のコツは「がんばりすぎない」こと

かかとを整えるエクササイズはすわって行うことが基本です。

立って行うエクササイズは足腰が弱いと転んでしまう危険性がありますし、寝ころんで行うエクササイズは、「寝ころんだはいいものの、体操したあと、起き上がるのがしんどい……」という人もいるでしょう。すわったまま行えれば、安全ですし、体力に自信がない人でも気軽にチャレンジできるのではないでしょうか。また、デスクワークですわりっぱなしの人も増えています。すわり仕事の合間に、行っていただいてもよいでしょう。

「本当にかかとから全身が整うの？」と思うかもしれません。ですが、わたしの50年の経験で、みなさんに強く伝えたいのは、**正しい姿勢を手に入れるためのポイントは、下から攻めること、です。**

上半身にトラブルを抱えていても、まずはかかと、ひざ、股関節、骨盤のズレや歪みをなおして、正しい位置に整えることが先決です。**とにかく下半身が歪んでいては、上半身がよい状態になることなんてありえません。**

本書でこれから紹介するものは、とても効果的なものばかりです。片足だけでもやると「軽くなった！」「動かしやすくなった！」と感じるでしょう。だからといって翌朝、すぐにかかとが整って、健康的なからだになる……というわけではありません。

かかとをはじめ、関節や骨は、時間をかけて歪んでいくものです。同じようによくなっていくのも、時間がかかるのです。また、よい筋肉も一朝一夕で鍛えられるものではありません。1歩ずつとり組むことが、成功の秘訣です。

そのため、決して「がんばりすぎないこと」を約束してください。無理をすると続きませんし、「こんなにやったのに結果が出ない……」と悲観的になり、続かなくなるからです。

大切なことは毎日行うことです。

そしてもっと大切なのが、楽しくやること。楽しくないと、決して続きませんし、「楽しい」という気もちこそが、からだにとってもよい効果をもたらしてくれるからです。楽しい気もちで行うと、ストレッチの時間も知らず知らずのうちに伸びていくかもしれません。

すわってできる体操からはじめて、一生歩けるからだをつくろう！

かかと体操の最終目標は「体幹のよい姿勢をつくり、一生自力で歩く」こと。それぞれのエクササイズのメリットを書いておくので、できることからコツコツはじめましょう。

きほん編（かかとまわり＋下半身のエクササイズ）

下半身の衰えを強化するためのかかとエクササイズで、足底・かかとからひざ下へと連動する抗重力筋を鍛えます。

↓かかとトントン体操（66ページ）、かかと伸ばし（68ページ）、グーグーパーパーアゲアゲ（70ページ）、かかと回し（72ページ）、中足骨ほぐし（74ページ）、ふくらはぎほぐし（75ページ）、カニ歩き（76ページ）、かかとでトン・シュッ（78ページ）、かかとマッサージ（80ページ）

上半身編（きほん編とあわせてとり組みたいエクササイズ）

下半身の衰えによる上半身の歪みを調整したり、硬く固まった関節のつまりをほぐす動きをとり入れます。

↓げんこつたたき（106ページ）、パシャパシャたたき（110ページ）、なでなで①（112ページ）、なでなで②（114ページ）、8の字肩回し（100ページ）、関節パクパク（116ページ）

ステップアップ編（下半身をさらに鍛えたい方に）

いすから立ち上がり、足底から連動する全身の抗重力筋を鍛えます。

↓カニ歩きウォーキング（122ページ）、かかと上げスクワット（124ページ）

日常生活編

鏡を見ながら立ち方や前や横から見たからだの姿勢をなおしたり、立った姿勢、座った姿勢のチェックをします。

↓正しい立ち姿勢（95ページ）、いすの正しいすわり方（98ページ）、正しい立ち上がり方（97ページ）

ウォーキング編

外歩きを、小股で正しい姿勢でゆっくり歩いてみることからはじめてみましょう。もちろんできるエクササイズは続けてくださいね。

↓正しい杖のつき方（92ページ）、かかとウォーキング（88ページ）

体操をするなら朝がおすすめ。手術前や手術後に行うとなおりが早い！

よく、「体操はいつやればいいの？」と聞かれます。いつ行っても効果がありますが、時間に余裕があるなら、わたしのおすすめは朝です。朝、軽くからだを動かすと、気分が晴れます。買いものやお出かけ前にやってもよいと思います。エクササイズをすると関節を動かせる範囲（可動域）が広がるので、転びづらくなったり歩きやすくなるでしょう。

また、**人工股関節置換術など、関節の手術を控えている人は、手術の前に体操にとり組んだり、手術のリハビリにとり入れるとなおりが早くなります。**

こんな例を紹介しましょう。

仕事上、立っている時間が長いという70代の女性。突然、股関節をいためてしまい、人工股関節の手術を受けることになったそうです。手術は筋肉を伸ばして開きメスを入れて行います。筋肉が緊張して固まっていたり、老化して衰えていると、メスを入れた部分のなおりが遅くなるのです。そこで、手術の前にかかとトントン体操や、カニ歩きのエクササイズにとり組んでもらいました。すると、手術から3日後、なんと自力で歩いてトイレに行けるようになったそうです。手術前にエクササイズをしていた準備のたまものです。

その後も病院でかかと体操を続けてもらったところ、2週間後には杖をつくことなく、自力で歩いて退院されました。痛みもないようで、元気に仕事に復帰されたとのこと。いまでは1日、1万6000歩歩いても平気だそうです。

かかとトントン体操がなぜ手術後にも効果的なのでしょうか。

手術後は数日間、筋肉を使わず、ベッドで安静にすごしますよね。そのあいだは、歪んだ関節を無理に支えている筋肉が使われていないので、筋肉がほぐれているのです。**筋肉と関節がほぐれているときこそ、からだの歪みを正すチャンスタイム！** ゆるんだ筋肉に、関節が歪んでいない状態で正しく立ち、正しくすわり、正しく歩くという動きの感覚をインプットすることで、より早く正しい姿勢で日常生活を健康にすごせるようになるのです。

なんらかの手術を控えている人は、「からだのリセット期間」と考えて、かかと体操をリハビリにとり入れてみてください。

「歩ける」と人は元気になる！かかとトントン体操で笑顔いっぱいの人生を！

ある日、66歳の女性が、杖をついてサロンにやってきました。キャリアウーマンだった彼女は、お母さまを亡くしたのと同時にご自身も病気の手術をしたそうで、すっかり気落ちした様子でした。最初は自信なさげに「もうわたし、動けない」と言っていたほどです。しかし、かかとトントン体操からはじめてもらい、だんだん歩けるようになると、すっかり元気をとり戻したのです！

また、かかとトントン体操の愛好家で、30年以上前に人工股関節置換術をしたのに、いまだに再手術もなくすごしている93歳。彼女は「まだまだ電車で座りたくないわ！」と言ってまわりをびっくりさせています。

歩けると、人は幸せになります。大切な自分のために、かかとをトントンしましょう！

2

実践！
死ぬまで歩く
「かかとトントン体操」

それではいよいよ「かかとトントン体操」の実践です！　そのほかにも、かかとや足底が鍛えられる、すわってできる体操を掲載しました。続けることで、全身が必ず整います！

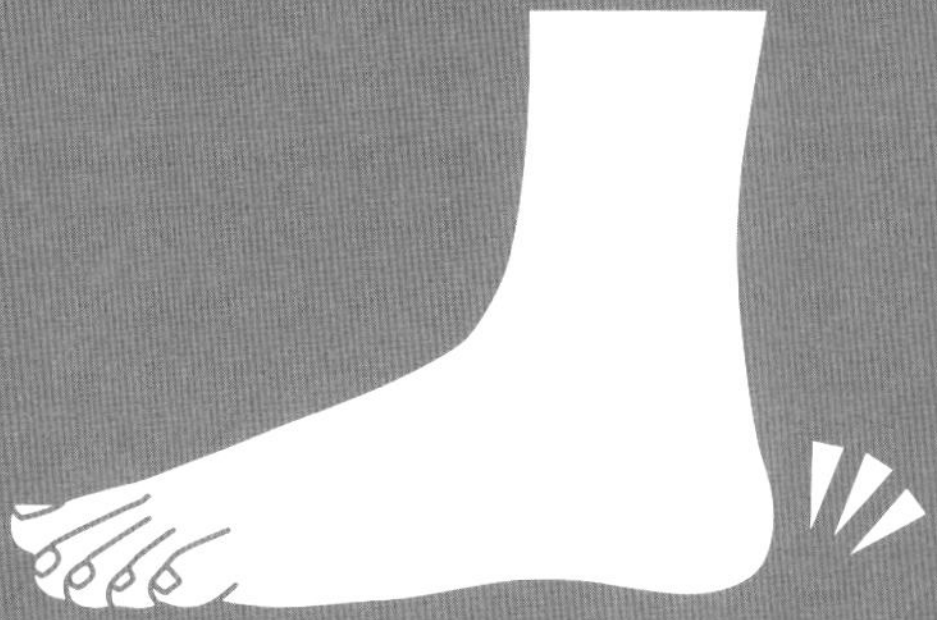

かかとトントン体操

骨を鍛えながら関節も整える

まずは基本のかかとトントン体操をマスターしましょう。**1回につき左右それぞれ3セット行います。**テレビのコマーシャル中や、出かける前など、ちょっとしたタイミングを見つけて、**朝、昼、夕方、夜の4回**行う習慣を！

かかとをトントンすれば骨が丈夫に！

1

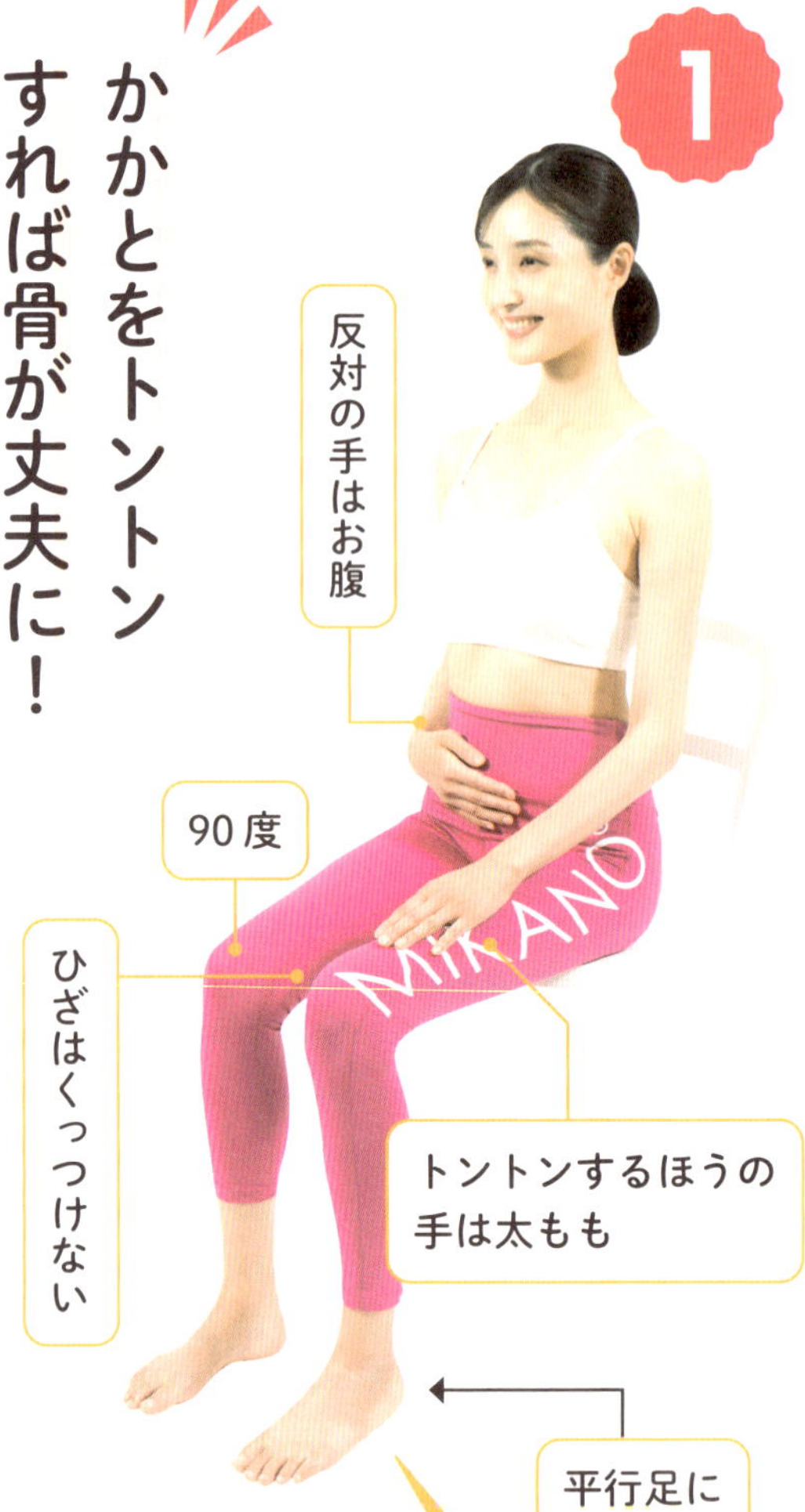
反対の手はお腹
90度
ひざはくっつけない
トントンするほうの手は太もも
平行足に
MIKANO

いすに浅めにすわり、ひざ下に足底を平行に置く。トントンする側の手は太ももに、反対の手はお腹にあて、おへそを背中側に引っ込めるイメージで姿勢を正す。

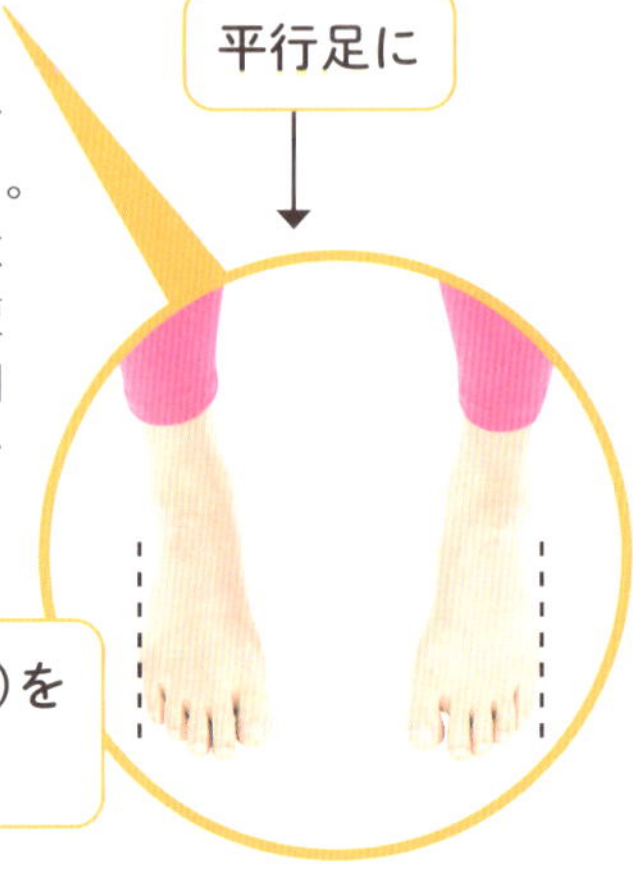
足の外側（小指側）をまっすぐに

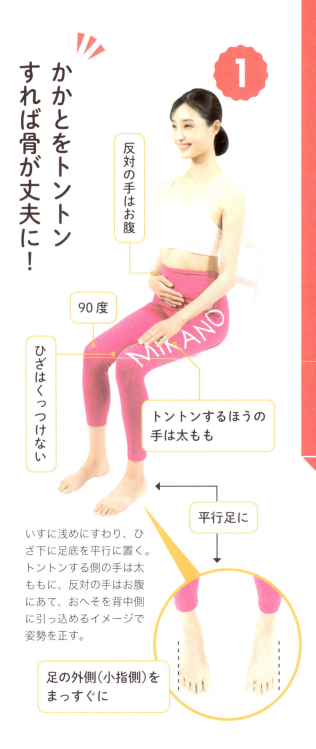

2

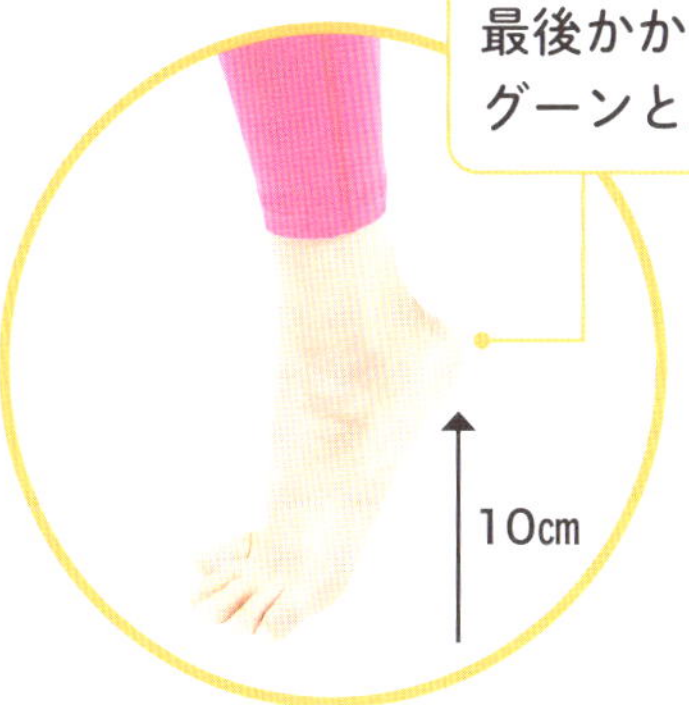
最後かかとを
グーンと上げて
10㎝

５回目は、グーンと思い切りかかとを上げて足裏をしっかり伸ばす。

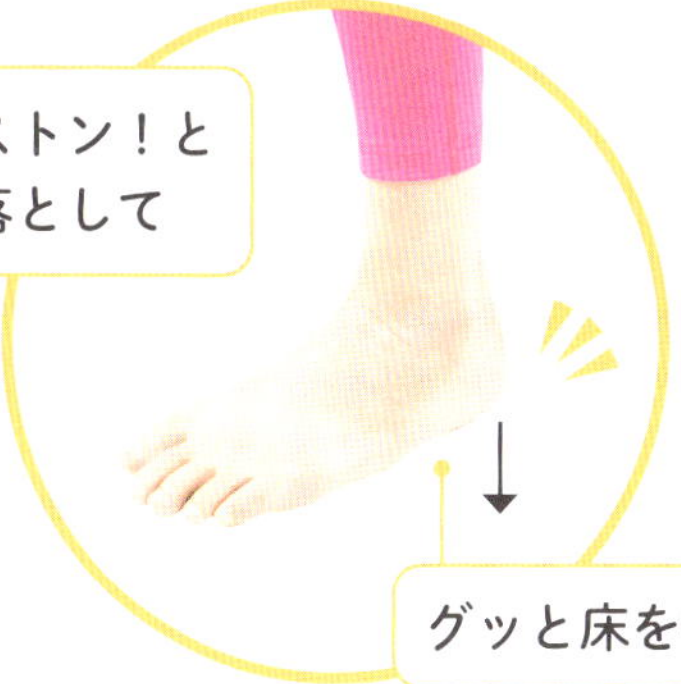
ストン！と
落として
グッと床を押す

かかとの骨の重みに任せて、床にストンと落とす。最後にかかとと足底全体で、グッと床を押して、上半身の姿勢を正す。

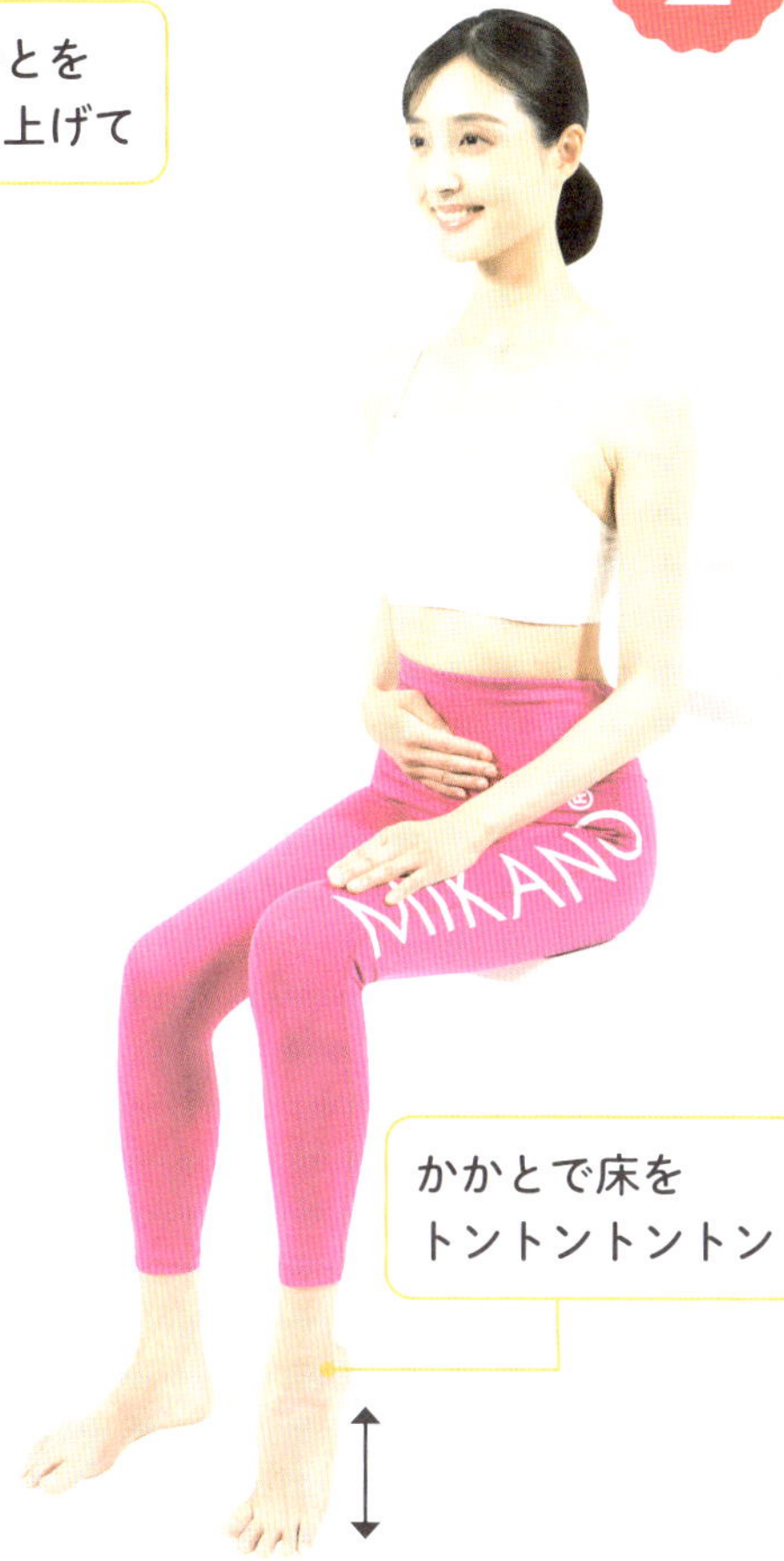
かかとで床を
トントントントン

足指の裏で床を押してかかとを上げ、音が出るように床に落とす。「トン、トン、トン、トン」とリズミカルに４回行う。

動画で
check！

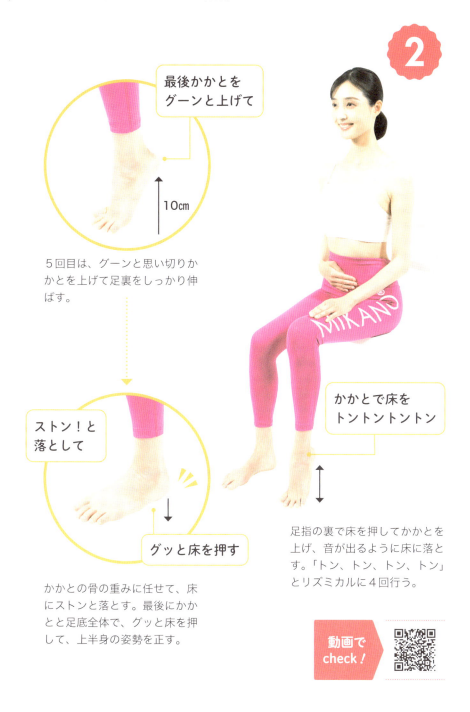

かかと伸ばし

かかとの筋肉と脚裏の抗重力筋を鍛える

足底から続いている抗重力筋（足裏、ふくらはぎ、ひざ裏、太ももの裏の筋肉）をストレッチし、滞った血液やリンパを流します。呼吸は止めないようにして、力まず、ゆったりと。**1回につき左右それぞれ、3セット行います。**

1

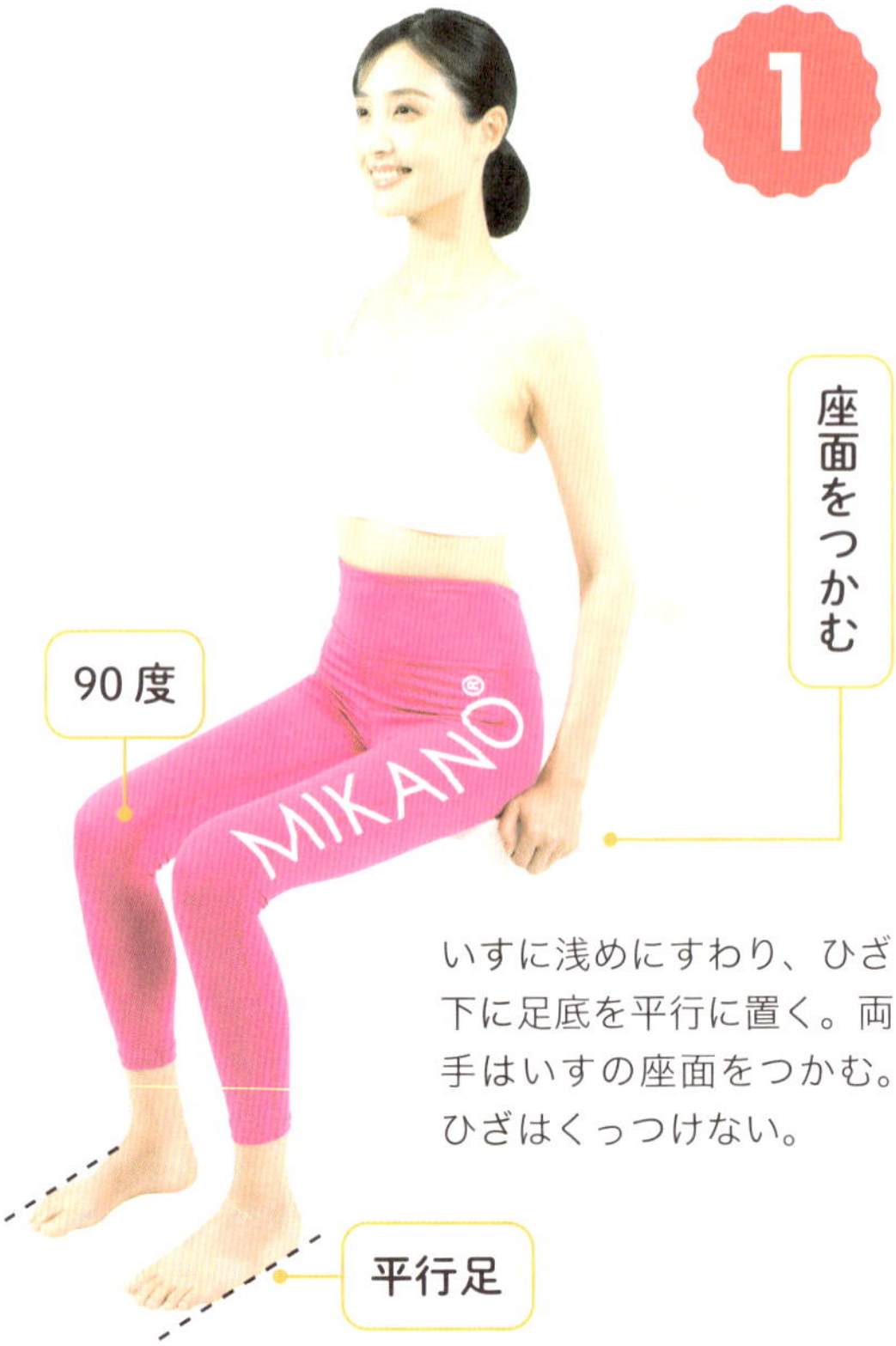

座面をつかむ
90度
平行足

いすに浅めにすわり、ひざ下に足底を平行に置く。両手はいすの座面をつかむ。ひざはくっつけない。

2

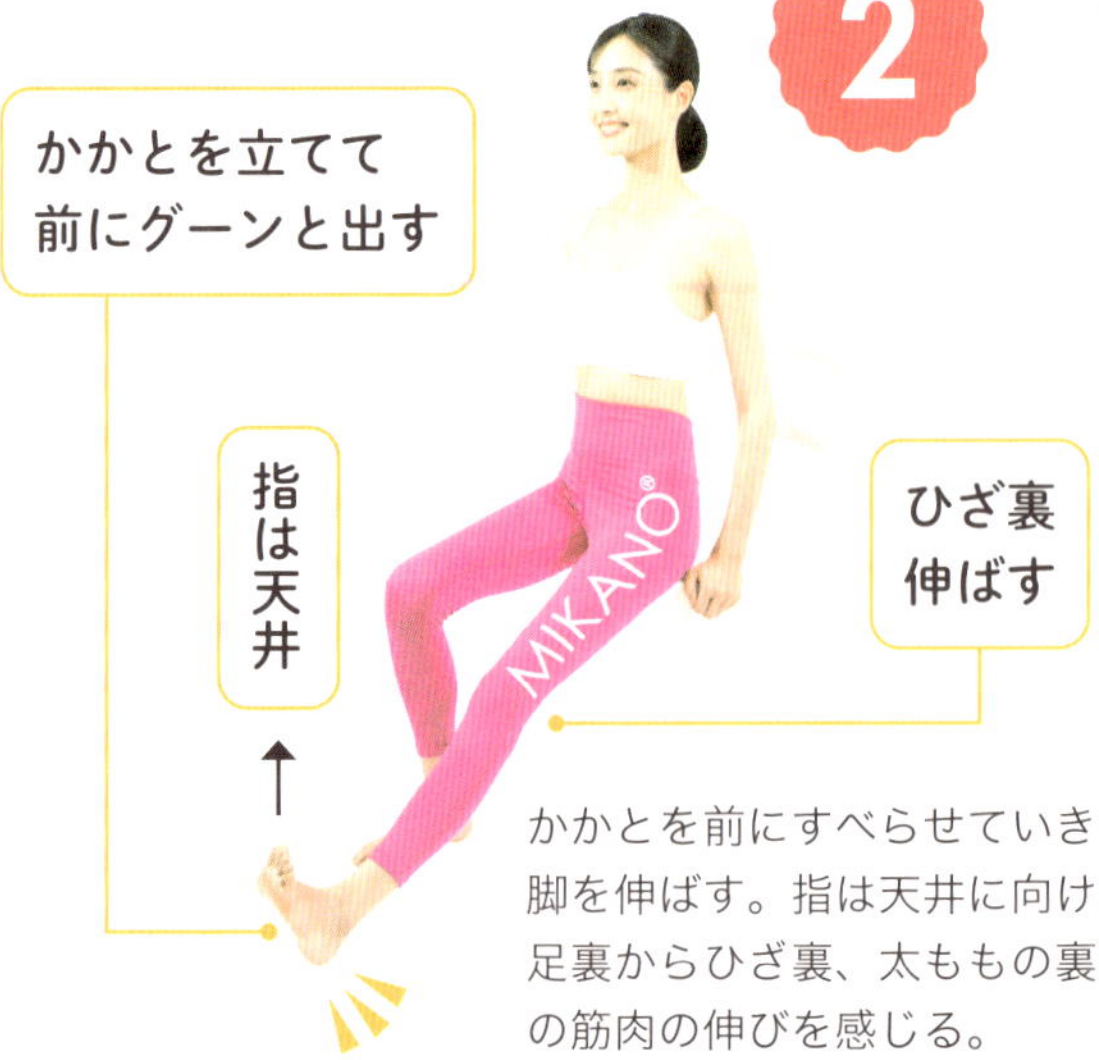

かかとを立てて
前にグーンと出す
指は天井
ひざ裏
伸ばす

かかとを前にすべらせていき、脚を伸ばす。指は天井に向け、足裏からひざ裏、太ももの裏の筋肉の伸びを感じる。

かかとをグーンと伸ばして鍛えよう！

3

かかとをすべらせて開脚
ひざ裏伸ばす
15～45度

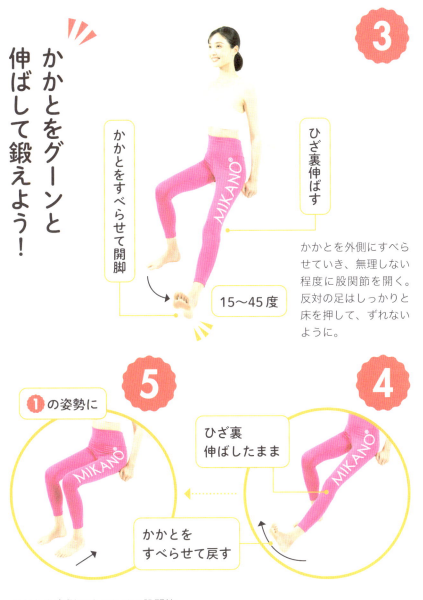

かかとを外側にすべらせていき、無理しない程度に股関節を開く。反対の足はしっかりと床を押して、ずれないように。

4 → 5

ひざ裏
伸ばしたまま
かかとを
すべらせて戻す
1 の姿勢に

かかとを内側にすべらせて股関節を閉じ、そのままひざ下まで戻す。最後に両足の足底でグッと床を押して、上半身の姿勢を正す。

動画で check！

グーグーパーパーアゲアゲ
よく動く足底をつくる

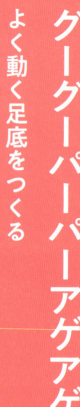

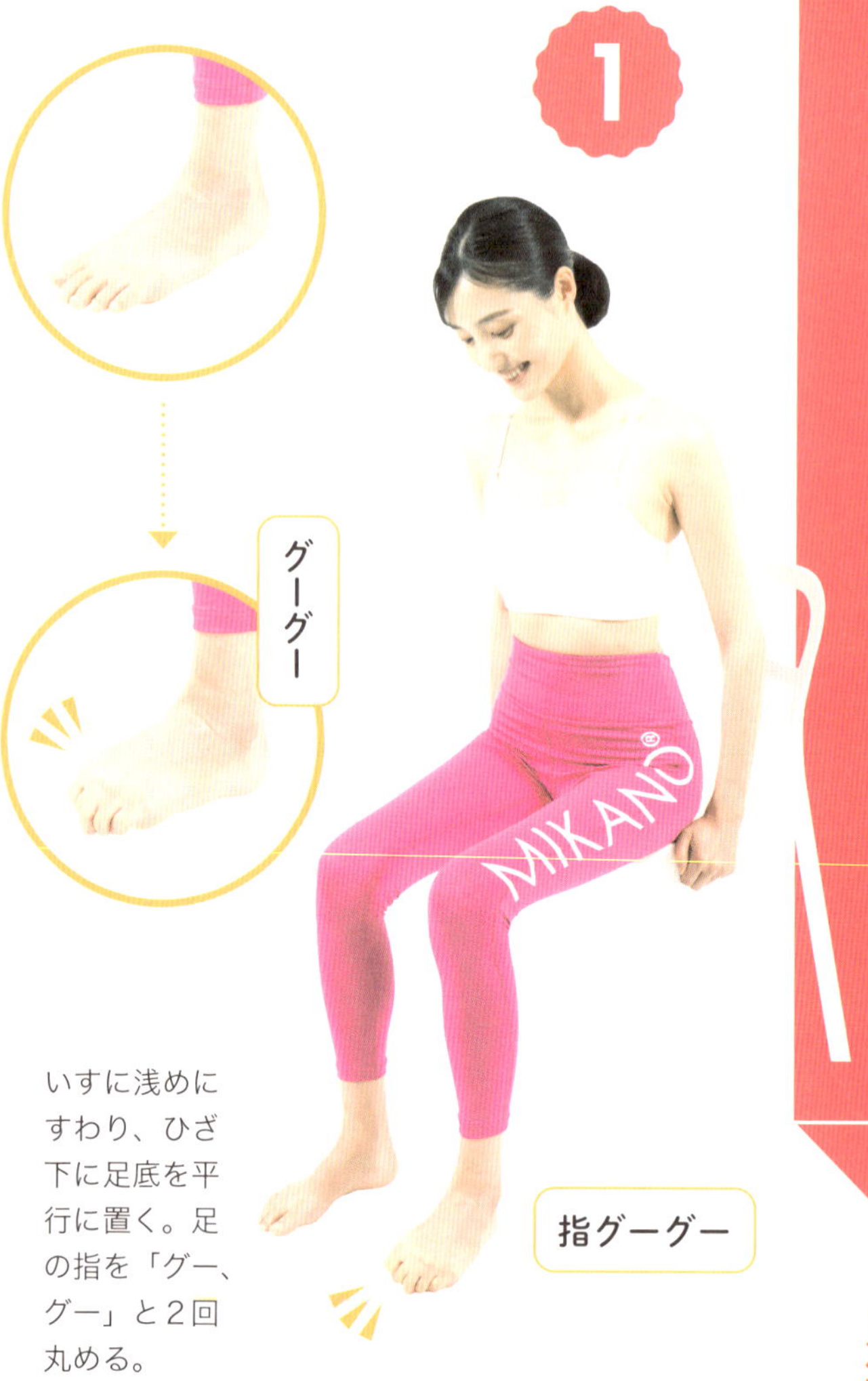

いすに浅めにすわり、ひざ下に足底を平行に置く。足の指を「グー、グー」と2回丸める。

指と足裏の筋肉を鍛える！

よく動く足底と足指は、転びづらい足に欠かせません！ 足の4指に力を入れられないと、アーチが崩れ、つまずき・転倒の原因に。また、指を浮かさず、床につける感覚も体得しましょう。**1回につき左右それぞれ3セット行います。**

動画でcheck！

2

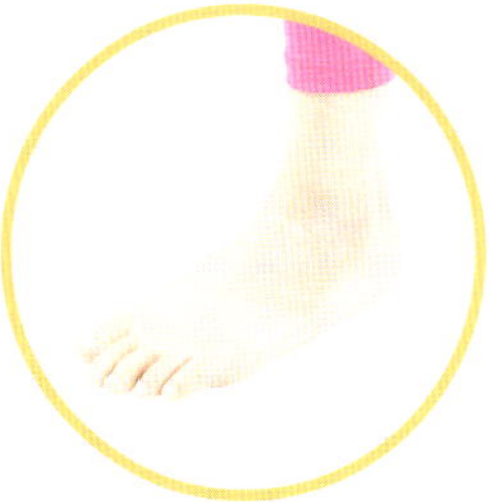

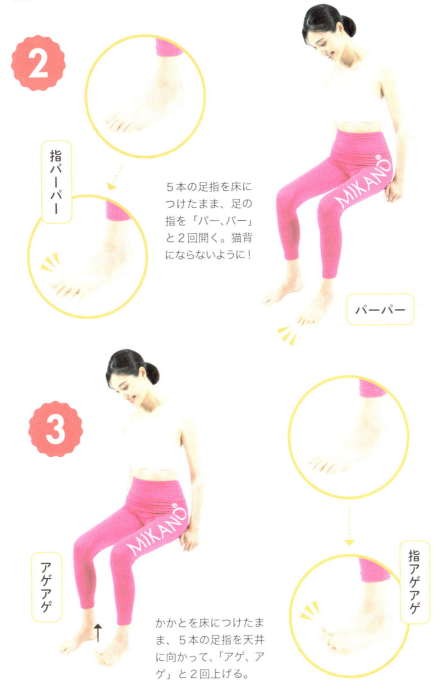

指パーパー

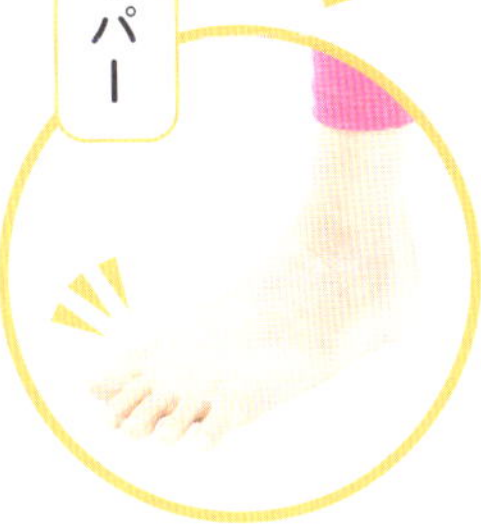

５本の足指を床につけたまま、足の指を「パー、パー」と２回開く。猫背にならないように！

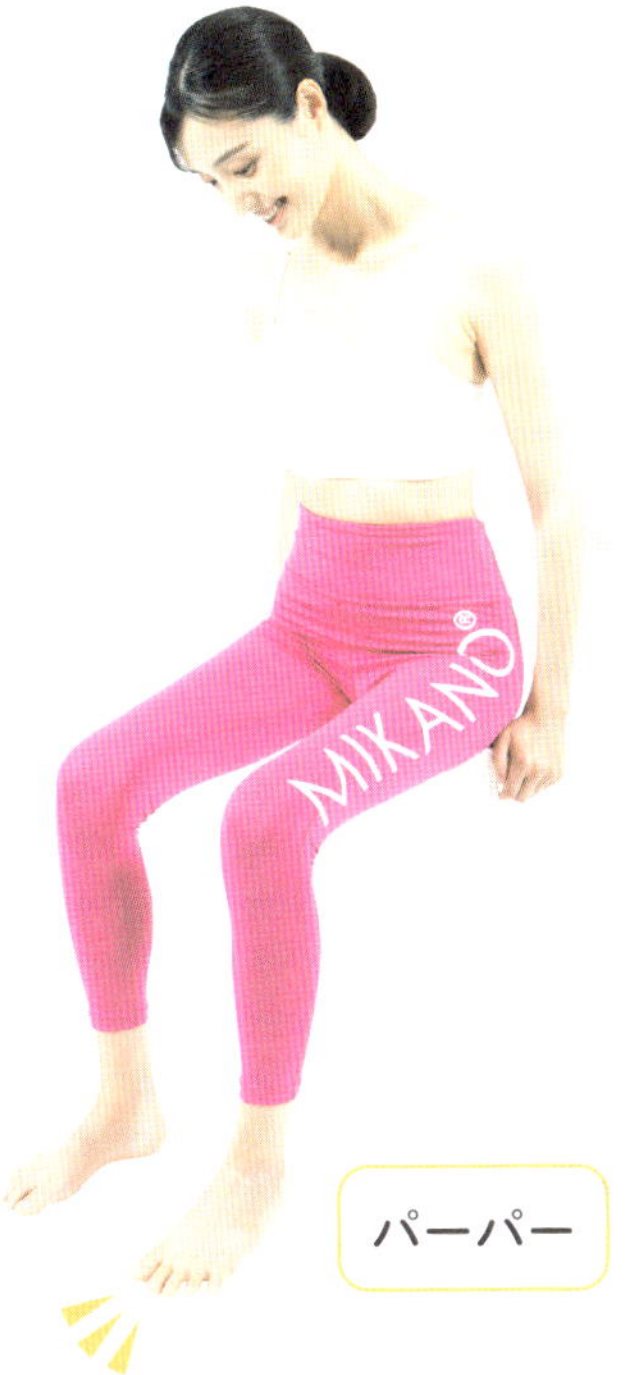

パーパー

3

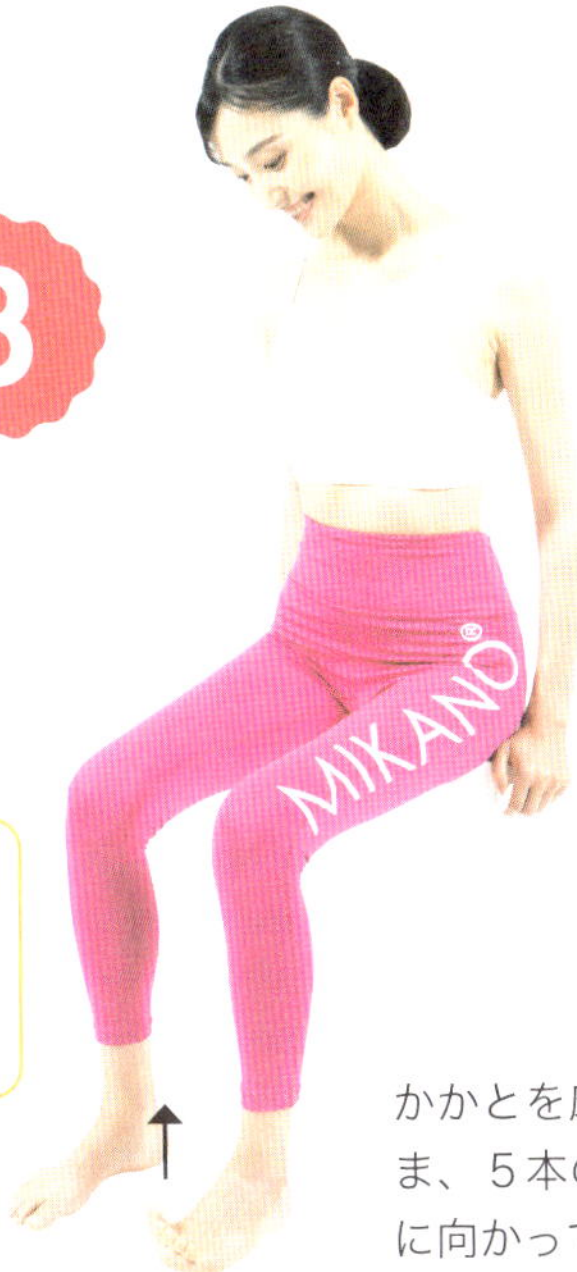

アゲアゲ

かかとを床につけたまま、５本の足指を天井に向かって、「アゲ、アゲ」と２回上げる。

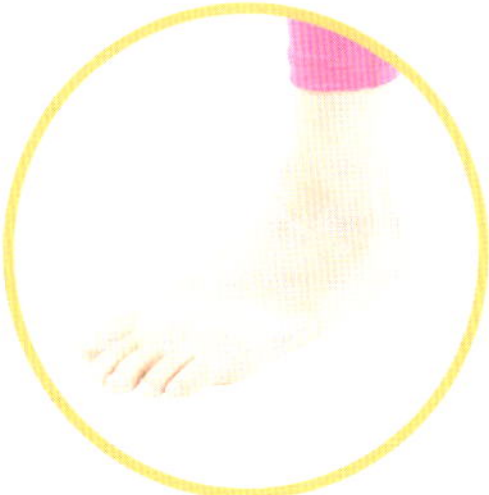

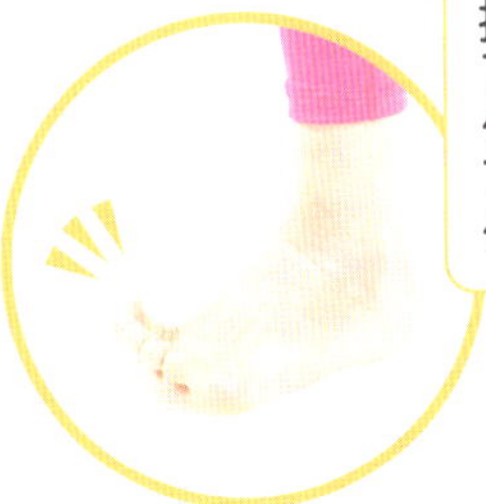

指アゲアゲ

1

かかと回し
足首・ひざ関節・股関節を整える

かかとの歪みを正しながら、連動する足首、ひざ、股関節を整えましょう。**1回につき左右それぞれ3セット行います。**大きく、ていねいに動かしましょう。外出前に行うと、バランスが整って、歩きやすくなりますよ！

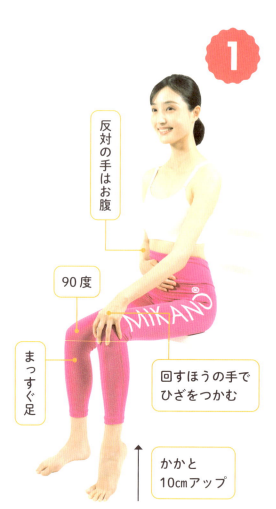

反対の手はお腹
90度
まっすぐ足
回すほうの手でひざをつかむ
かかと10cmアップ

いすに浅めにすわり、ひざ下に足底を平行に置く。手でひざをつかみサポートしながら、グーンとかかとを上げて足裏を伸ばす。反対の手はお腹にあて、おへそを背中側に引っ込めるイメージで姿勢を正す。

動画でcheck！

2

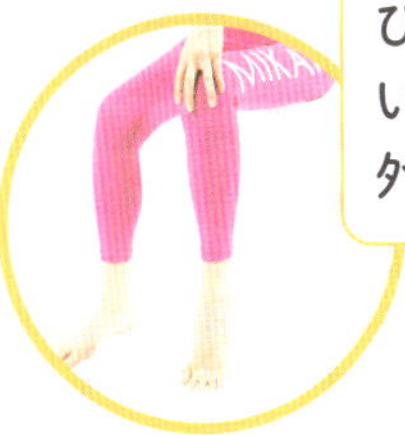

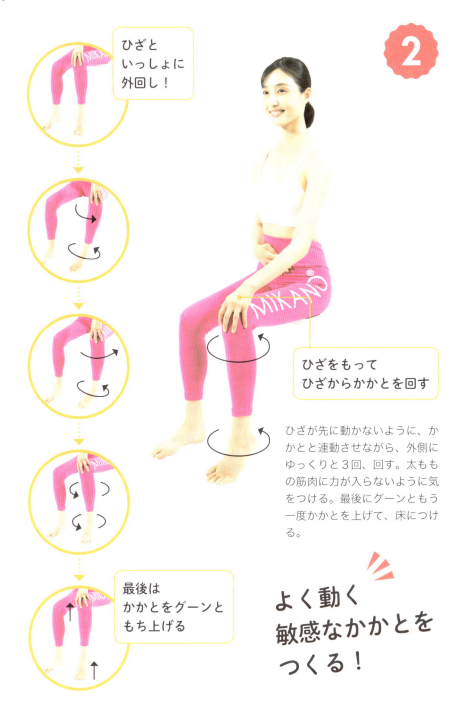

ひざと
いっしょに
外回し！

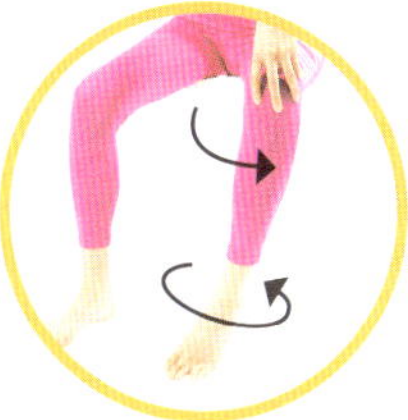

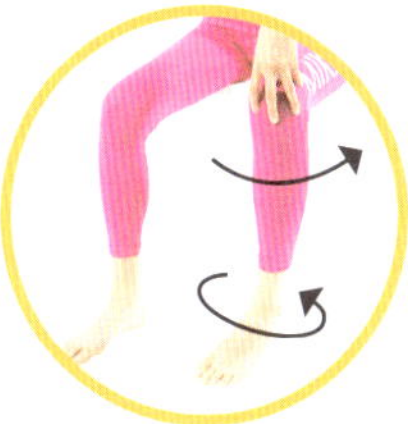

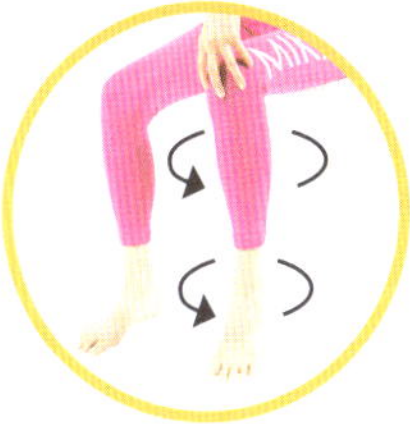

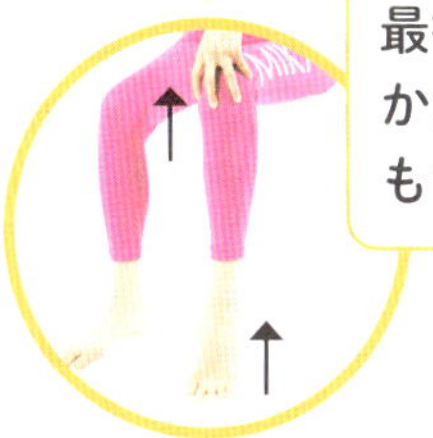

最後は
かかとをグーンと
もち上げる

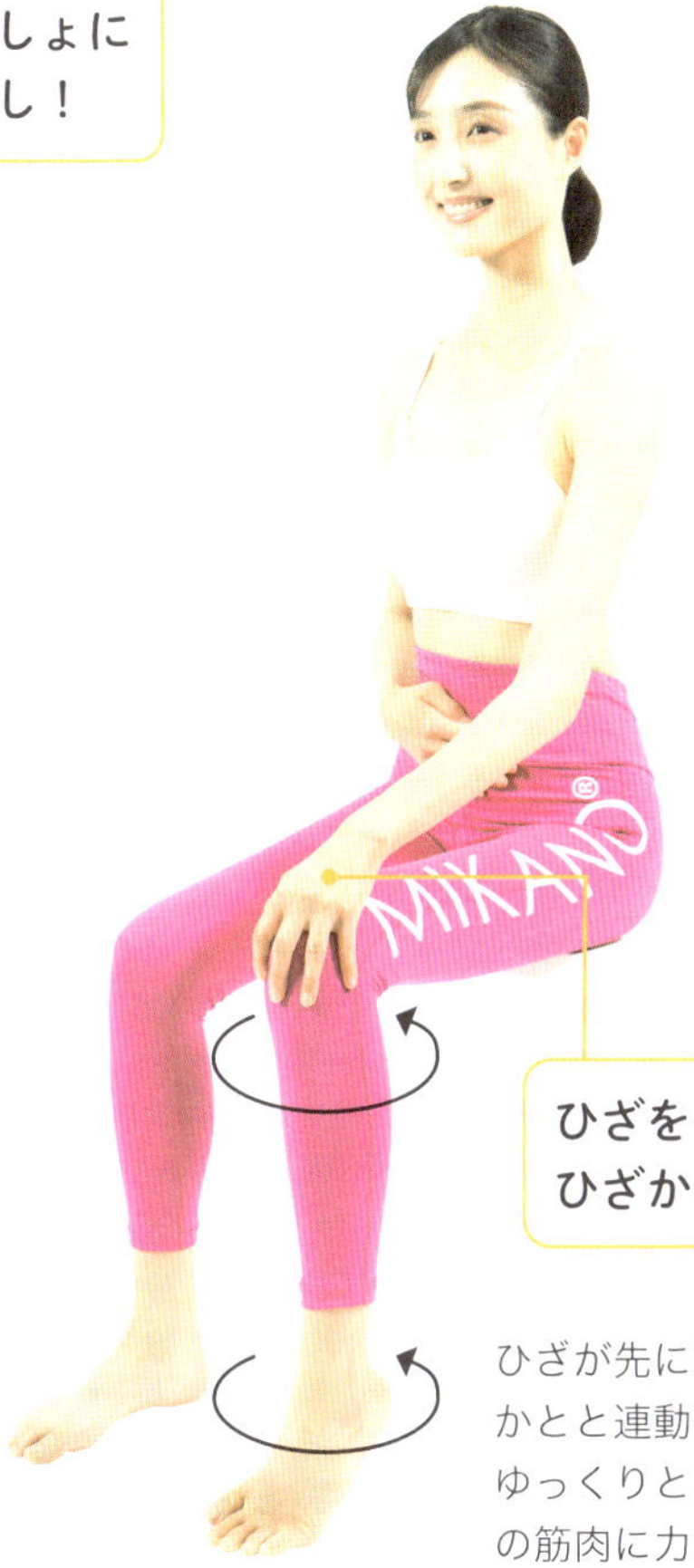

**ひざをもって
ひざからかかとを回す**

ひざが先に動かないように、かかとと連動させながら、外側にゆっくりと３回、回す。太ももの筋肉に力が入らないように気をつける。最後にグーンともう一度かかとを上げて、床につける。

よく動く敏感なかかとをつくる！

中足骨ほぐし
固まった甲をほぐす

中足骨を動かさなければ、足の甲は硬くなるばかり……。かかとを使って、無理なく中足骨とそのまわりの筋肉をほぐしましょう。足がだるい・重いときにも、おすすめ。**1回につき左右それぞれ3セット行います。**

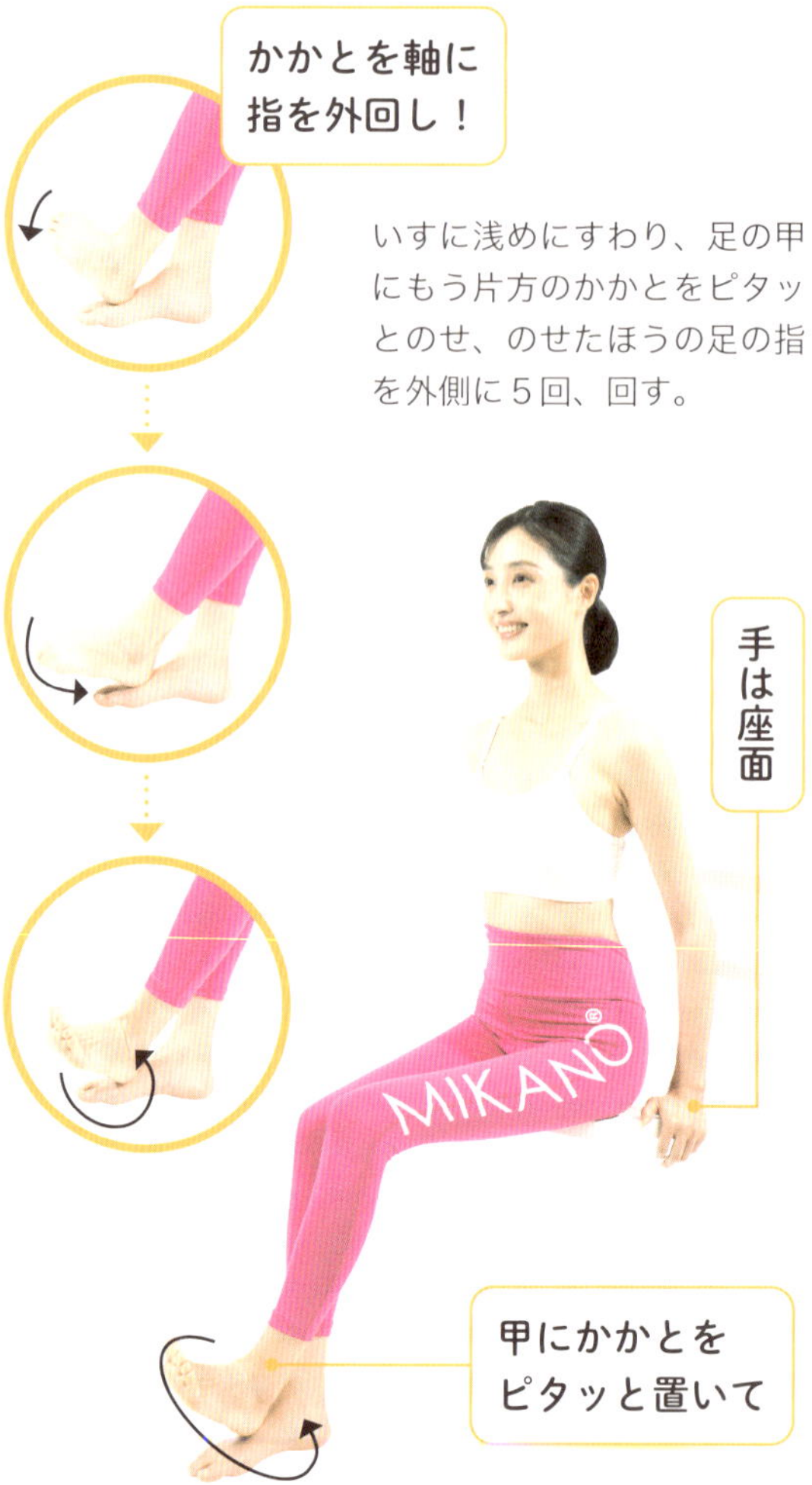
かかとを軸に
指を外回し！
手は座面
甲にかかとを
ピタッと置いて

いすに浅めにすわり、足の甲にもう片方のかかとをピタッとのせ、のせたほうの足の指を外側に5回、回す。

かかとを軸に指をクルクル

動画でcheck！

ふくらはぎほぐし
血の巡りを促しよく動く脚に

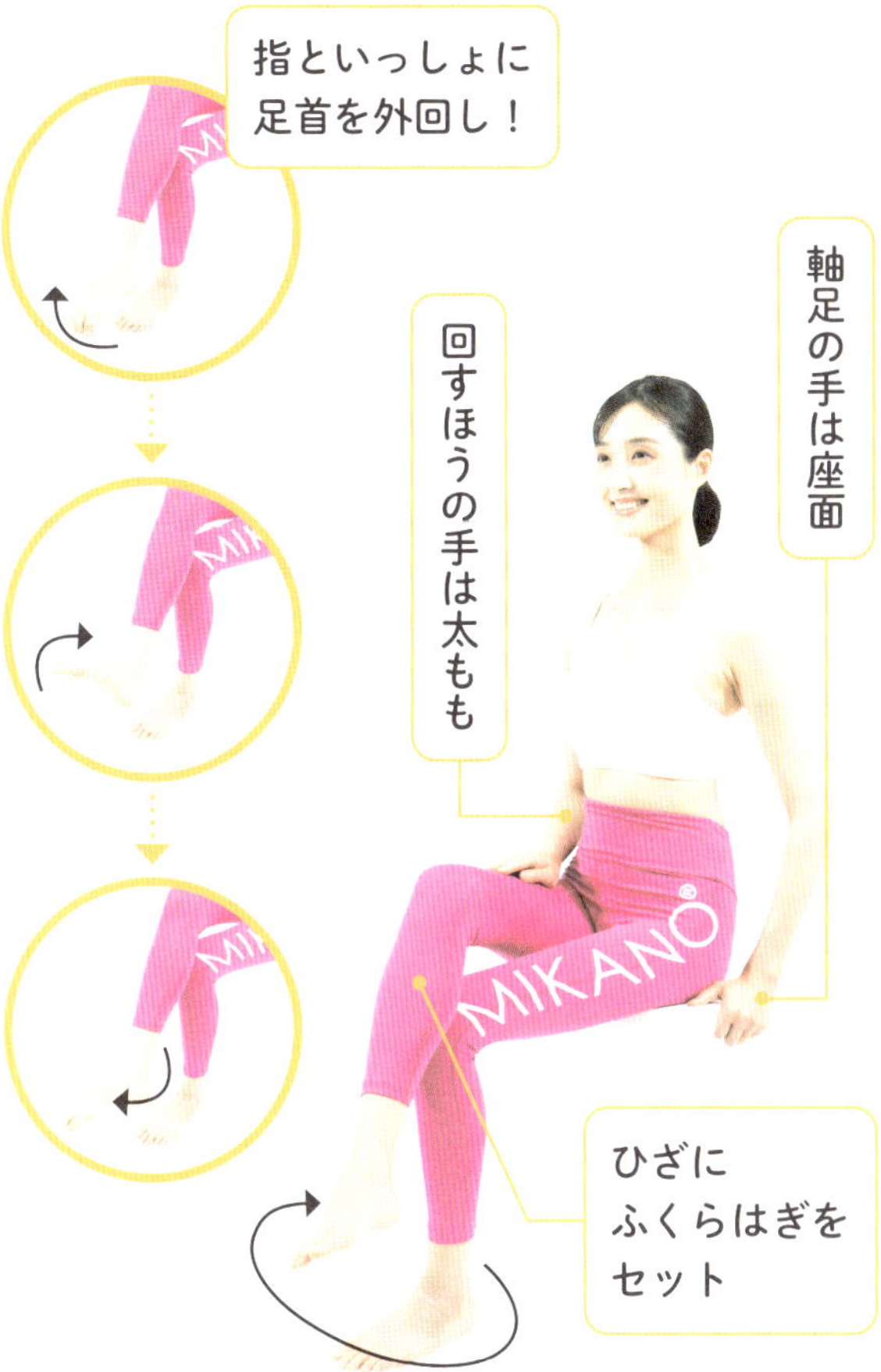
指といっしょに
足首を外回し！
回すほうの手は太もも
軸足の手は座面
ひざに
ふくらはぎを
セット
MIKANO

いすに浅めにすわり、ひざにもう片方のふくらはぎをのせ、のせたほうの足の指と足首を外側に５回、回す。

中足骨とあわせてほぐしたいのが、ふくらはぎ。すわっている時間が長いとむくんで重くなり、その状態で歩くとかかとの歪みが加速します。**1回につき左右それぞれ3セット行います。**中足骨ほぐしといっしょにとり組む習慣を。

動画で
check！

ふくらはぎを
軸に
足首クルクル

カニ歩き

かかとから脚の内側の筋肉を鍛える

32ページで説明したとおり、歩くとき足底は、足指、アーチ、かかとの3つのセクションに分かれて働きます。この3つをそれぞれ作用させるのがカニ歩き。**この体操は、1回でも十分効果があります！**

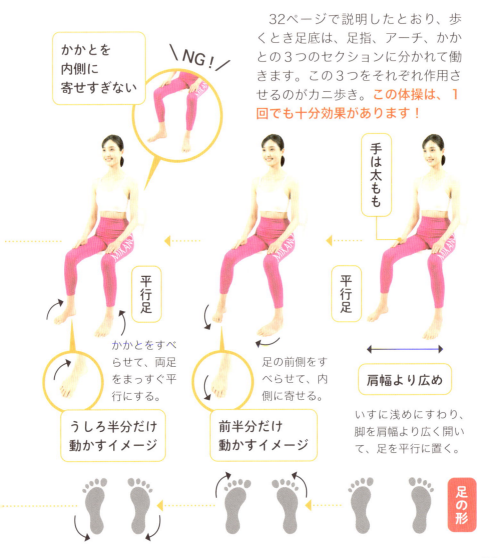

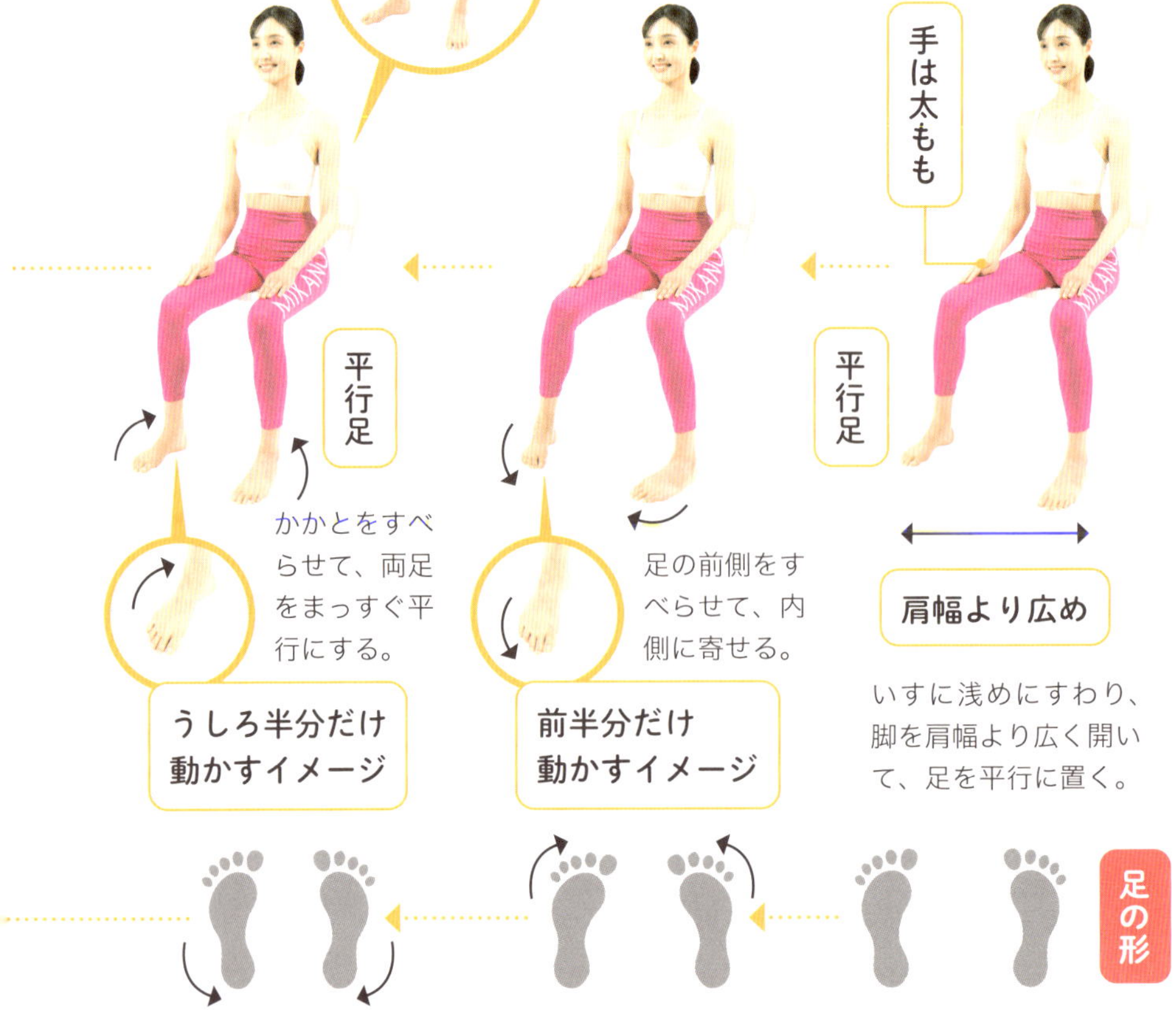

両足は、鏡のようにつねに同じ距離だけ動かすようにし、両ひざがおへその前にきたら、フィニッシュします。全6回の動きで両足をピタッとつけられるよう、練習を重ねて、スタートポジションの感覚をつかんでくださいね。

動画で check！

まっすぐ→ハの字→まっすぐ→ハの字に指とかかとをスリスリ動かす！

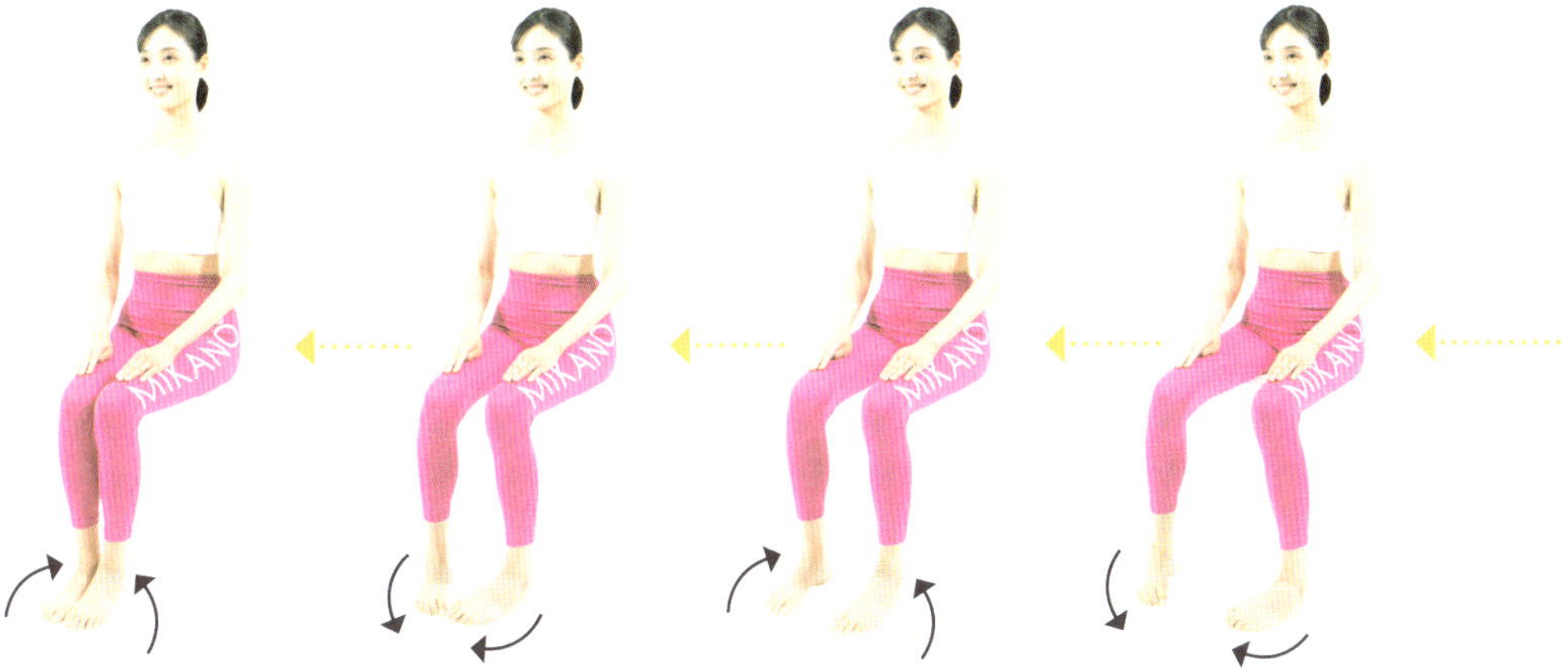

かかとをすべらせて両足の内側をピタッとつけ、足底でグッと床を押す。

足の前側をすべらせて、内側に寄せて親指の先をつける。

かかとをすべらせて、両足をまっすぐ平行にする。

足の前側をすべらせて、内側に寄せて足先を近づける。

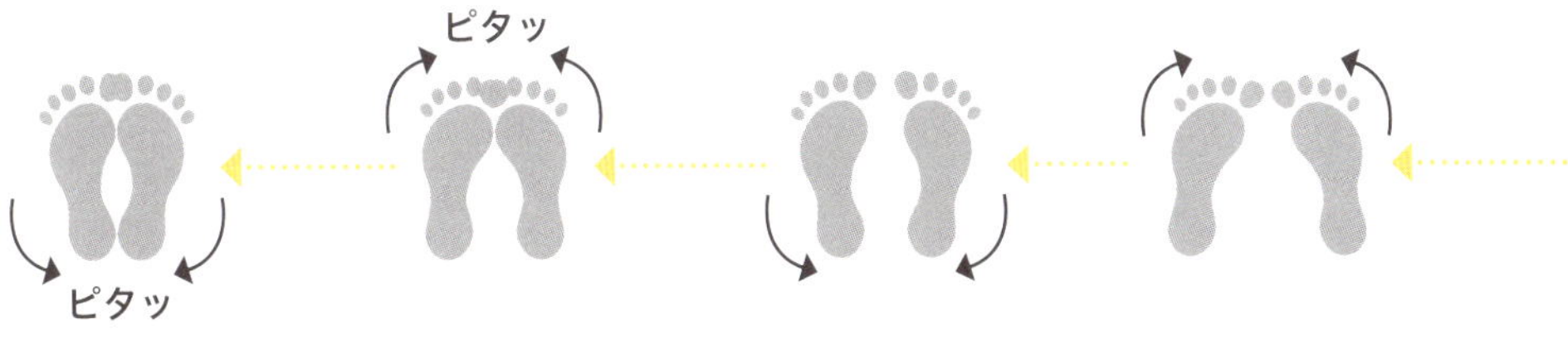

かかとでトン・シュッ
よく動くかかととアーチをつくる

この体操はちょっぴり上級編。カニ歩きがスムーズに、ラクラクできるようになったら、挑戦してください。足底とアーチがさらに安定します。**1回につき左右それぞれ3セット行います。**ダンサーになった気分で、楽しく！

1

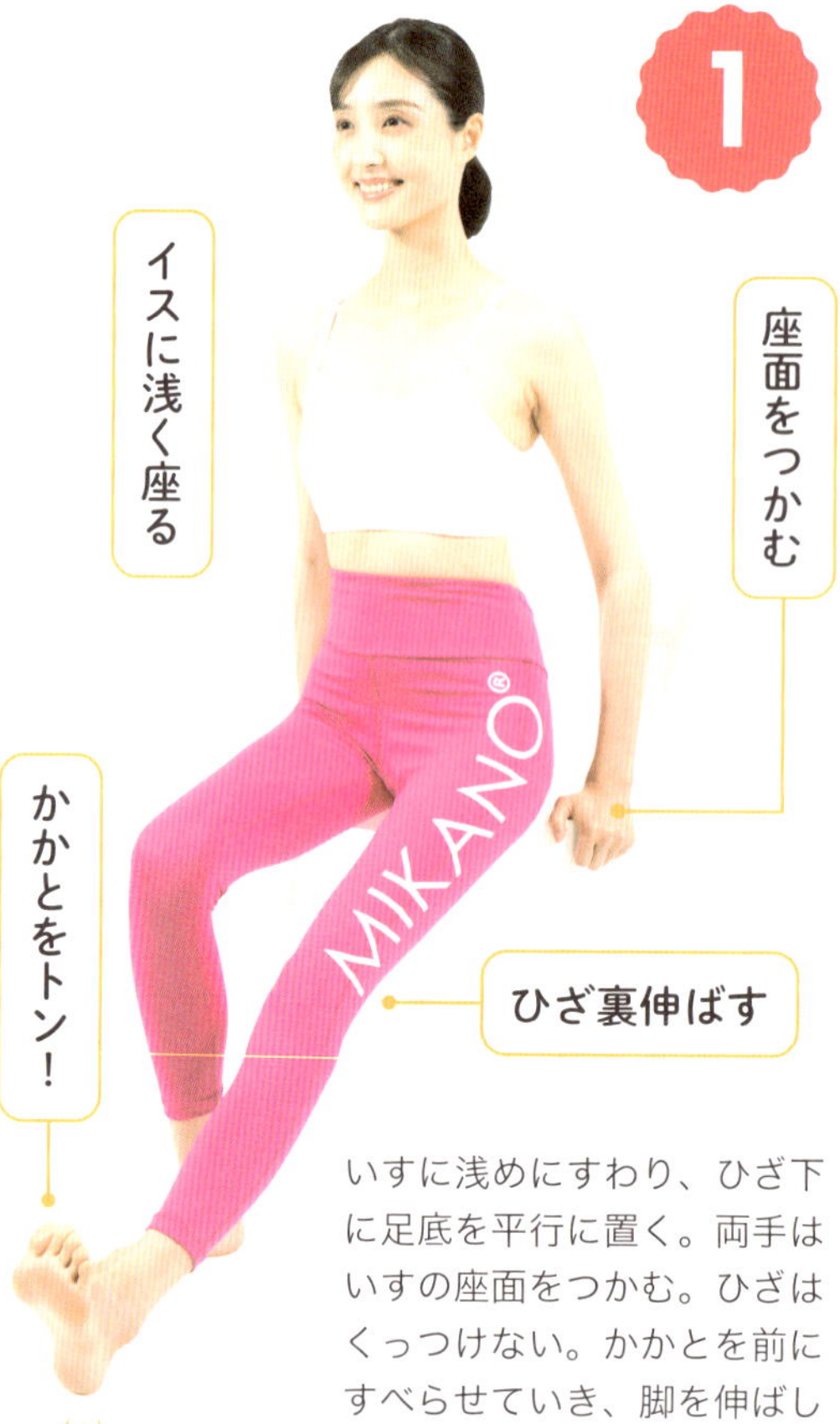
座面をつかむ
イスに浅く座る
かかとをトン！
ひざ裏伸ばす

いすに浅めにすわり、ひざ下に足底を平行に置く。両手はいすの座面をつかむ。ひざはくっつけない。かかとを前にすべらせていき、脚を伸ばして足裏からひざ裏、太ももの裏の筋肉の伸びを感じたら、少しかかとを上げ、「トン」と床につく。

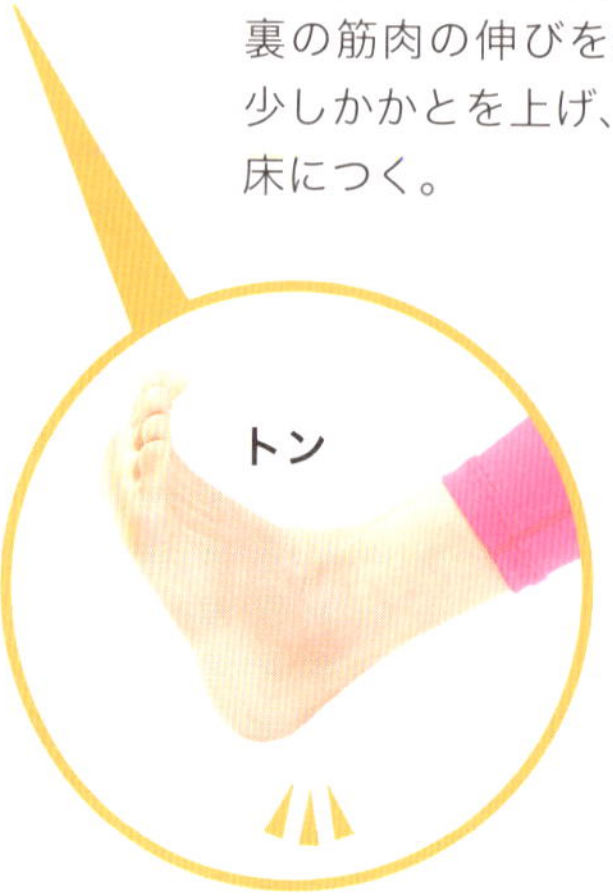

足底のアーチを意識して リズミカルにトン・シュッ！ トン・シュッ！

2

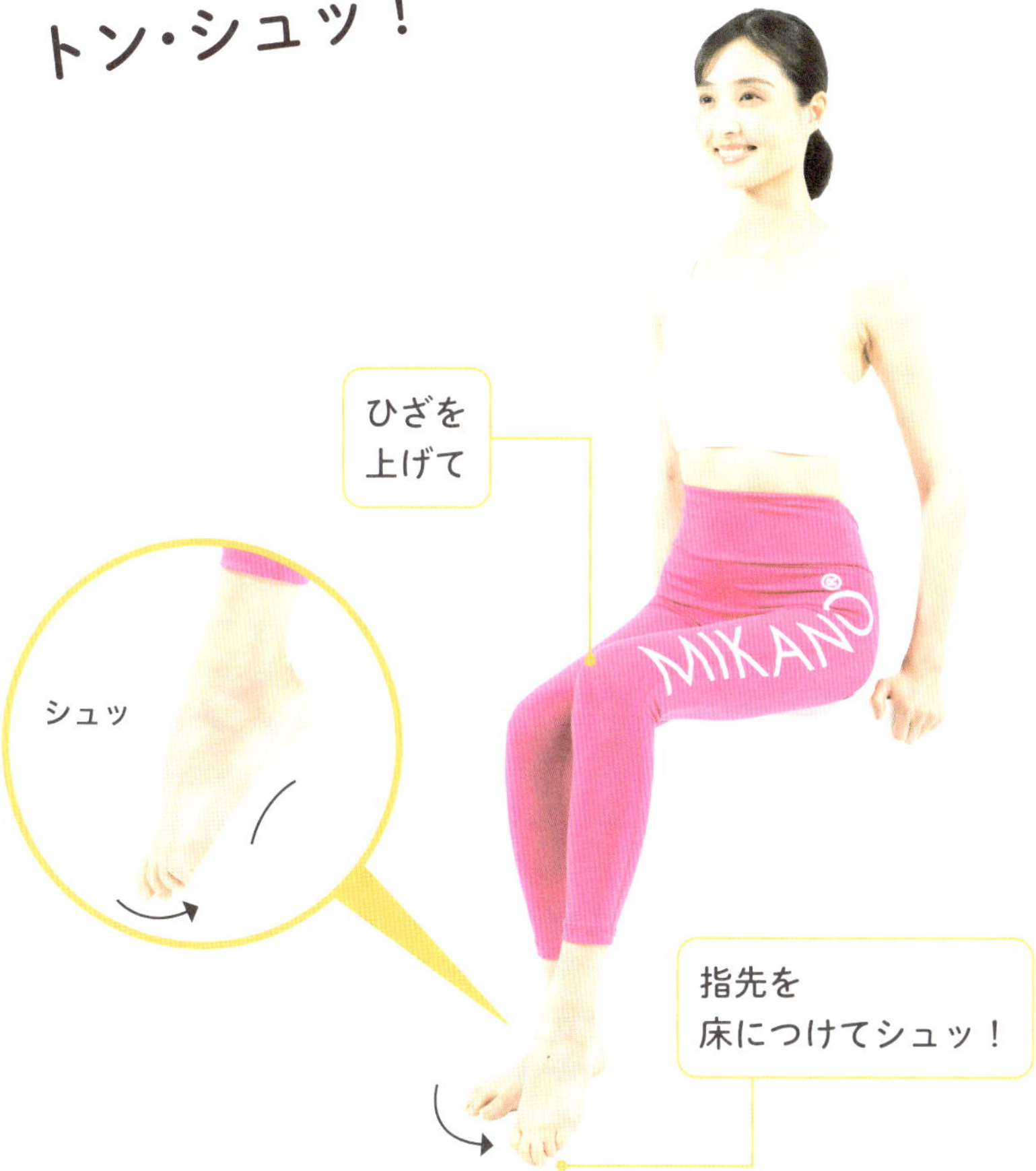
ひざを
上げて
シュッ
指先を
床につけてシュッ！
MIKANO

足底の中心に縦に筋膜の線が入るようなイメージをしながら、足指の先を「シュッ」と曲げ、ひざを少し曲げて足先を床につく。「トン・シュッ」と3回、繰り返す。

動画で check！

かかとマッサージ

やさしくクルクル、なめらかかかとに

足底の感覚を敏感にするマッサージです。ガサガサのかかとは、かかとが歪んで、血流が悪くなっている証拠。自分で自身のかかとの状態をチェックする習慣を。お風呂のなかや、ローションをつけて行ってもOKです。

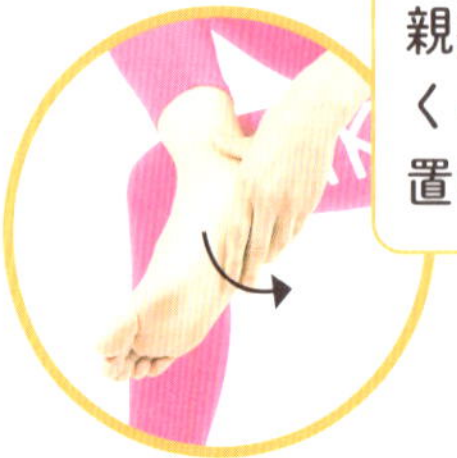
親指を
くるぶし上に
置いて

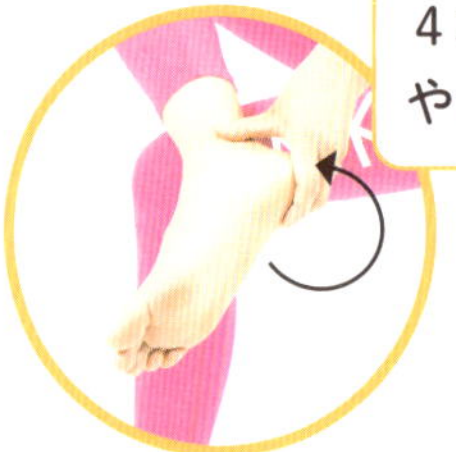
4本指で
やさしく

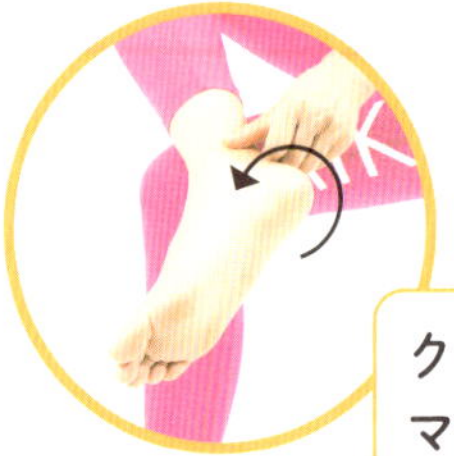
クルクル
マッサージ

太ももに片足をのせる。反対の手の親指を内くるぶしに置き、ほかの4本の指で、かかとの外側に向かってクルッとなでる。1回につき5周、指を動かす。

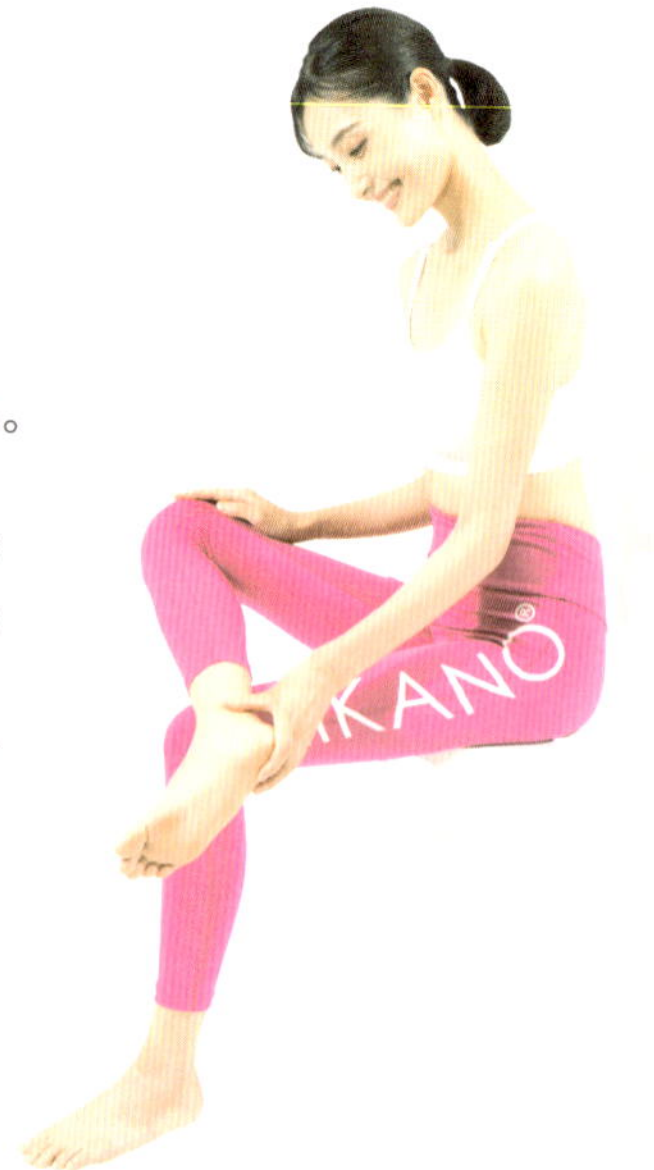

かかとを
クルクルマッサージ！

動画で
check！

3

死ぬまで歩くための新習慣
100年元気なからだをつくるコツ

かかとトントン体操にとり組む読者のみなさんに、健康になる喜びをもっと知ってもらいたい……！　そんな願いを込めて、立ち方や杖のつき方など、＋αの健康法を紹介します。

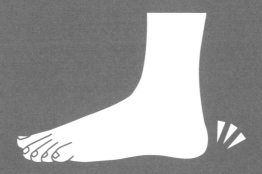

新習慣 1

からだもこころもしなやかになる「新習慣」をはじめよう！

ここからは、かかと体操とあわせてとり組むことで、からだがもっと整い、毎日がハッピーになる習慣や考え方のコツを紹介します。かかとの歪みが解消し、しっかりとした足底の筋肉ができて効果がアップするでしょう。

全部やる必要はまったくありません。自分が気になるものだけ、好きなようにチョイスして、できそうなことを実践してください。でも、ひと通り試してみるのはアリだと思いますよ！　どれもさほど難しくはないですから。

本を読んで「へぇ～」と納得することと、実際にやってみることはまったく別ものです。たとえば、ダンスの先生から振りつけの説明をされて「なるほど、そうやって動くのか」とわかったとしても、いざ音楽が鳴って「いち、に、さん、はい！」と合図をされたら、お手本のように踊れるでしょうか……？　初心者は、頭で理解したとおりにうまくできないと思います。そう、「わかる」と「できる」は違うのです。

同じようにダンスでたとえると、すばらしいダンサーほど、「うまくなるためには繰り返し練習が必要」という、地道な努力の大切さを知っています。何度も立ち止まったり、あきらめそうになりながらも、コツコツと、できることを増やしていきます。

どんなに小さなことでも、できなかったことができるようになるのはうれしいものです。**関節に痛みがあって、立つことすらつらいという人が、地道に体操を続け、1歩踏み出せるようになり、3歩歩けるようになり、ついには杖をもたずに外出できるようになったという奇跡をこれまでたくさん見てきました。**コツコツととり組めば、年をとってからでも、理想の自分に近づくことができるのです。

人のからだは年齢に比例して老けていくわけではありませんが、筋肉も、骨も、ジワジワと衰えていくことは避けられません。だからこそ、からだに感謝をしながら、体操や生活習慣でしっかりメンテナンスをすることが重要です。

とにかくまず、今日、やってみる。それが3日、7日、1か月、3か月……と続けることになり、やがて習慣化します。あまり難しく考えず、チャレンジしてみましょう！

新習慣 2

靴底の減り方でわかる！「あなたの歩き方大丈夫？」

あらためて、いまのご自身の足が「痛みなく一生歩ける状態」かチェックしてみましょう。

①足底にアーチがない
②かかとの筋肉がふにゃふにゃやわらかい
③かかとの角質が厚く乾燥してガサガサしている
④脚や足首が太く歪んでいて、O脚になっている
⑤足音がうるさく、靴底がすぐ傷み、靴底が減りやすい

1つでもあてはまった人は、今日から体操や生活習慣の改善にとり組みましょう。

また、あわせて靴の底も確認してください。人はそれぞれ歩き方のクセがあります。そのクセは普段よく履いている靴の裏を見るとわかります。かかとやひざ、骨盤がズレたり歪んだりしていると、靴の底に平均的に圧がかからず、特徴的な減り方をするからです。

左のA以外の人はかかとが歪んでいる証拠です。

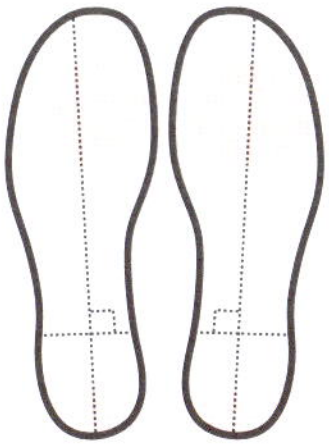

A 減りが少ない

かかとの歪みがなく、足底からひざ裏、股関節、おしりまで続く抗重力筋がしっかり働いています。上半身もまっすぐで、下半身に負荷がかかっていない歩き方ができています。

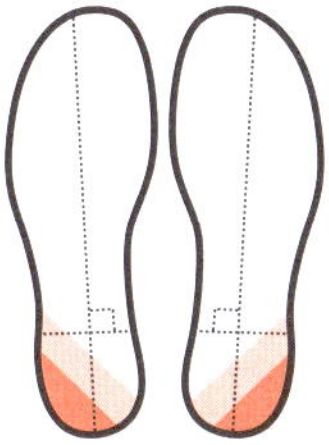

B うしろの外側が減っている

外側のくるぶしが下がっていて、かかとが外側に傾いています。O脚やXO脚タイプで、日本人に多く、背中が丸まっていたり、反りすぎています。また、親指を外に向けた外股で歩いています。

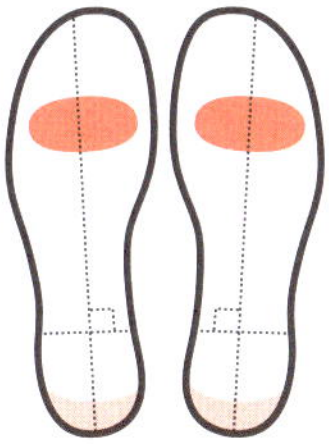

C 前の中心が減っている

アキレス腱が硬く縮んでいるため、普段、足が上がらず、かかとのうしろ側をこすりながら地面に着地させ、上半身が前のめりになる歩き方をしています。

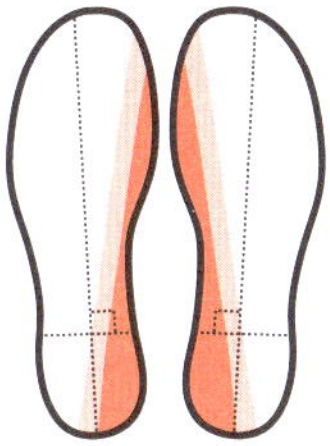

D 内側全体が減っている

内側のくるぶしが下がっていて、かかとが内側に傾いています。X脚タイプで、股関節もひざ関節もズレています。内股で歩いたり、太ももやひざをつけるクセがついている人も。

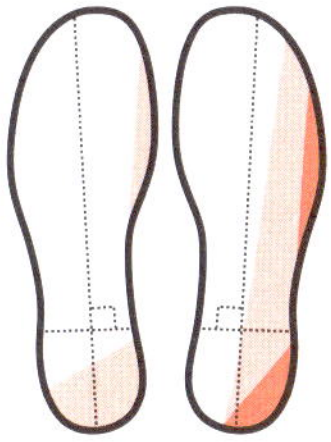

E 左右非対称

左右の脚の長さが違っているうえ、骨盤や背骨が大きく歪んでいます。股関節のズレや骨折、または捻挫が原因であることが多いです。かかとの歪みを正すことが克服の第1歩です。

新習慣
3
大股歩きは転倒のキケン大！ 疲れない歩き方を習得しよう

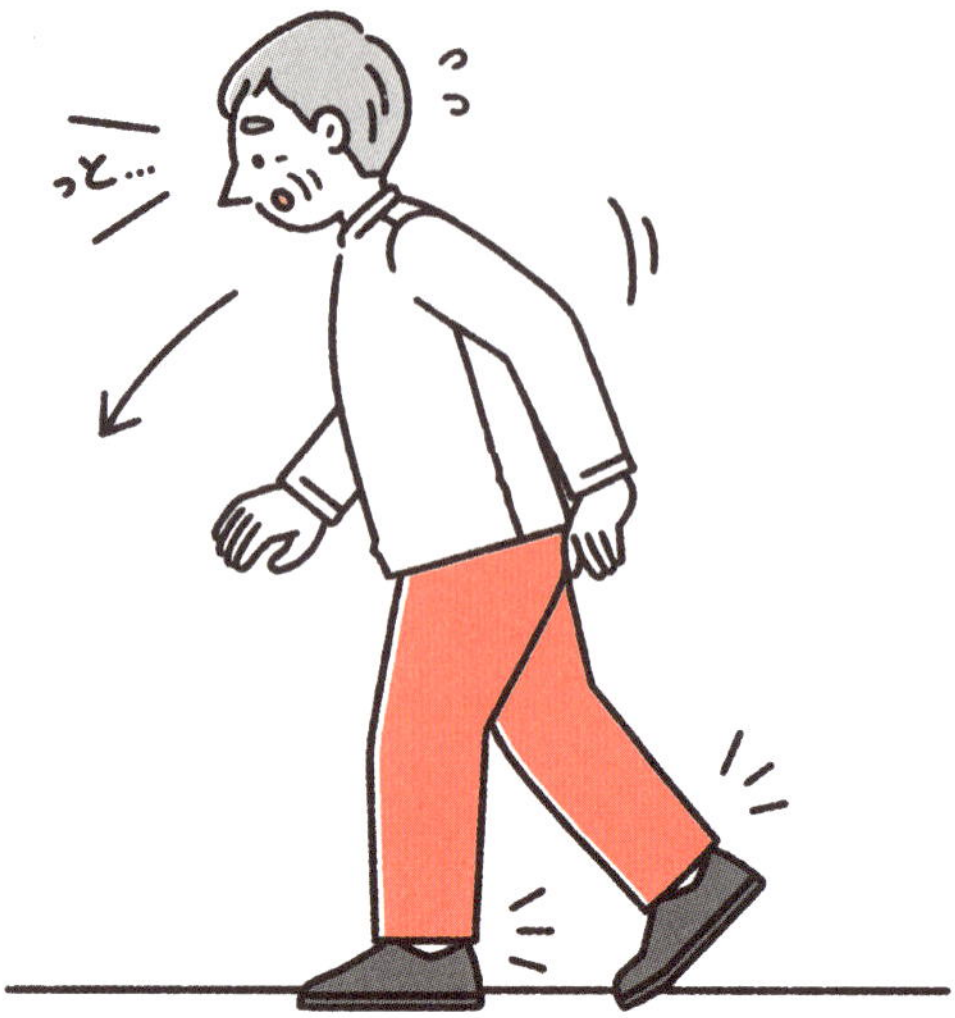

大股歩きは、からだが前のめりになって、かかとの歪みがさらに加速し、視野が狭くなるので転びやすく危険です。正しい姿勢で歩くことで、股関節からひざ、足の関節が整い、筋肉もよく伸縮するようになり、全身の血流がよくなります。**たくさん歩く必要も、早く歩く必要もありません。重要なのは「姿勢よくのびのび歩く」こと。**鏡の前でぜひ正しい姿勢をクセづけましょう。正しい姿勢で歩けると、歩く音が静かになります。頭もふらつかず、長時間歩いても疲れにくくなります。

新習慣

4

スリッパは歪みの大敵！ぞうり型・ブーツ型がおすすめ

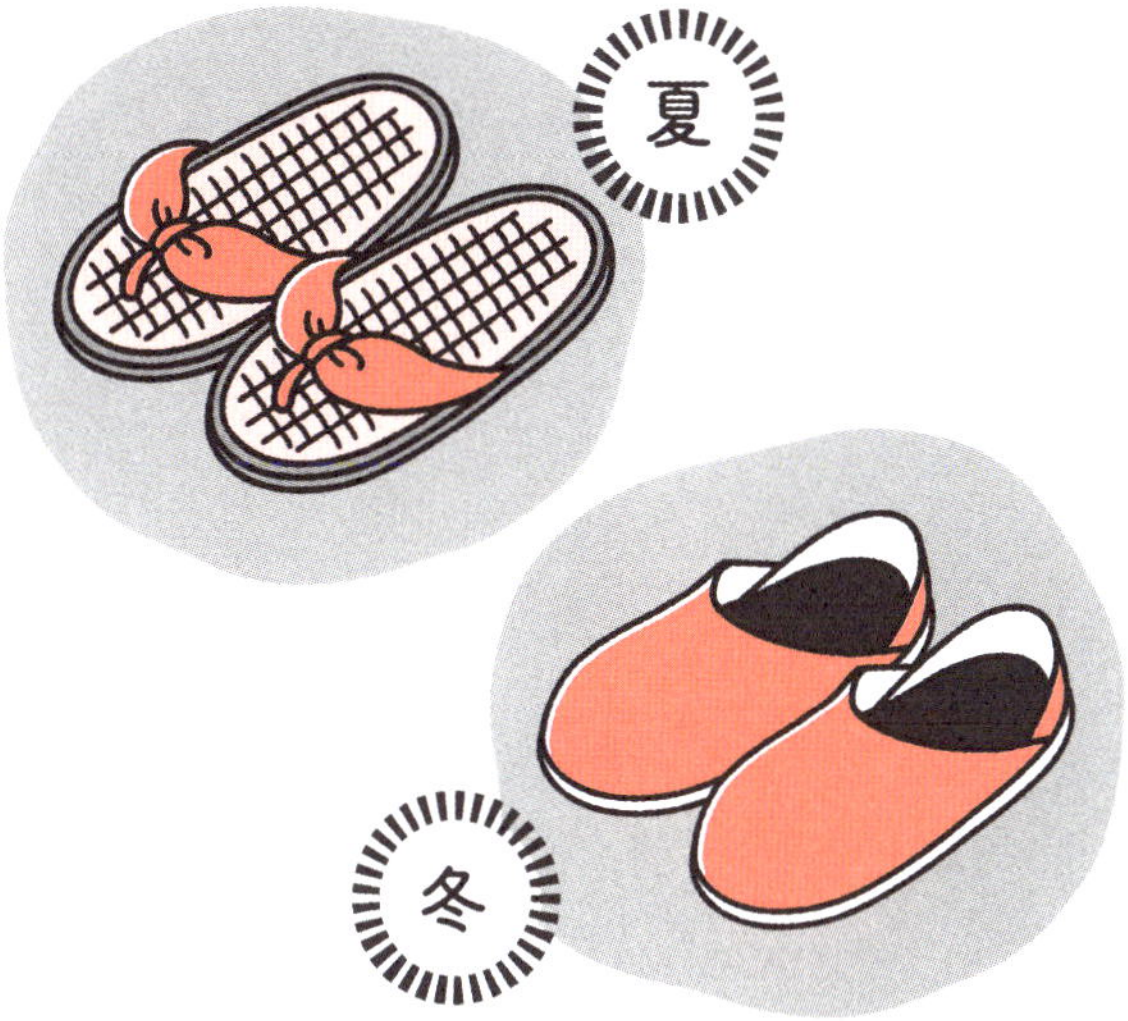

スリッパを履いていると、前のめりになって、足の甲に力を入れた歩き方になり、かかとがますます歪みます。88〜89ページのような姿勢のよい歩き方をしようとすると、スリッパだけが足より前に先に進んでしまいます。

裸足ですごしたくないという人は、**夏はぞうり型のスリッパがおすすめ。**親指と4指が離れていて、指が自由に動かせます。また、**冬はブーツ型の、かかとまですっぽり履けるスリッパを愛用しましょう。**一般的なスリッパよりも、姿勢よく正しく歩けます。

かかとウォーキング

転ばない正しい歩き方

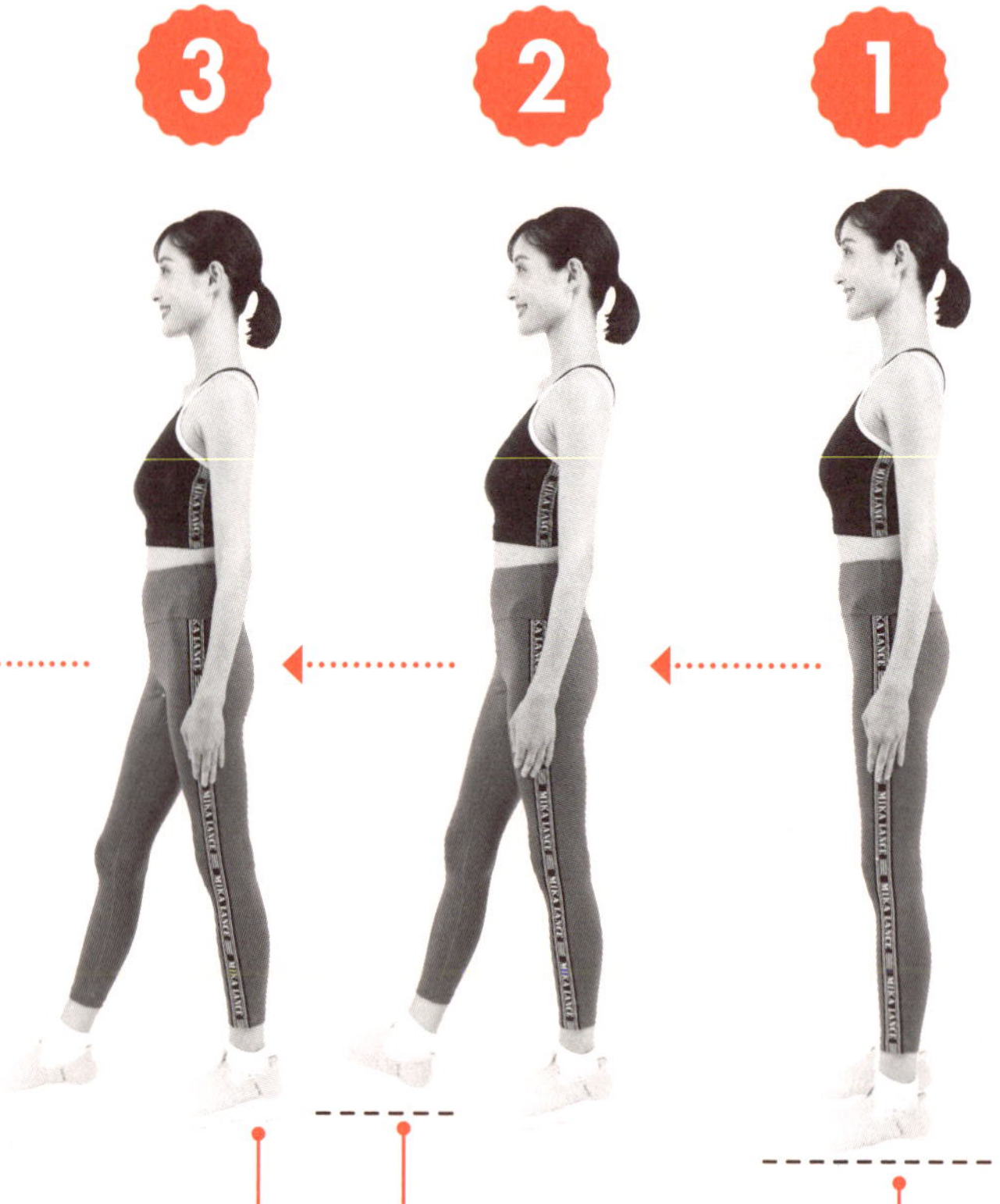

1. 足を平行にして頭の位置を高く
2. うしろ足に重心を置いたままかかとから着地
3. 前足の全体をつけ、重心はまだうしろまず、こぶし１個分あけて、平行に足底をつけます。このとき、重心はかかと（うしろ）寄りで、前のめりにならないように。片脚の足底とひざをまっすぐ出して、かかとから着地します。土踏まず、足指の順番で足底全体がきちんと地面についてから、重心を移動させます。早く歩く必要はありません。小股で、最初はていねいに！

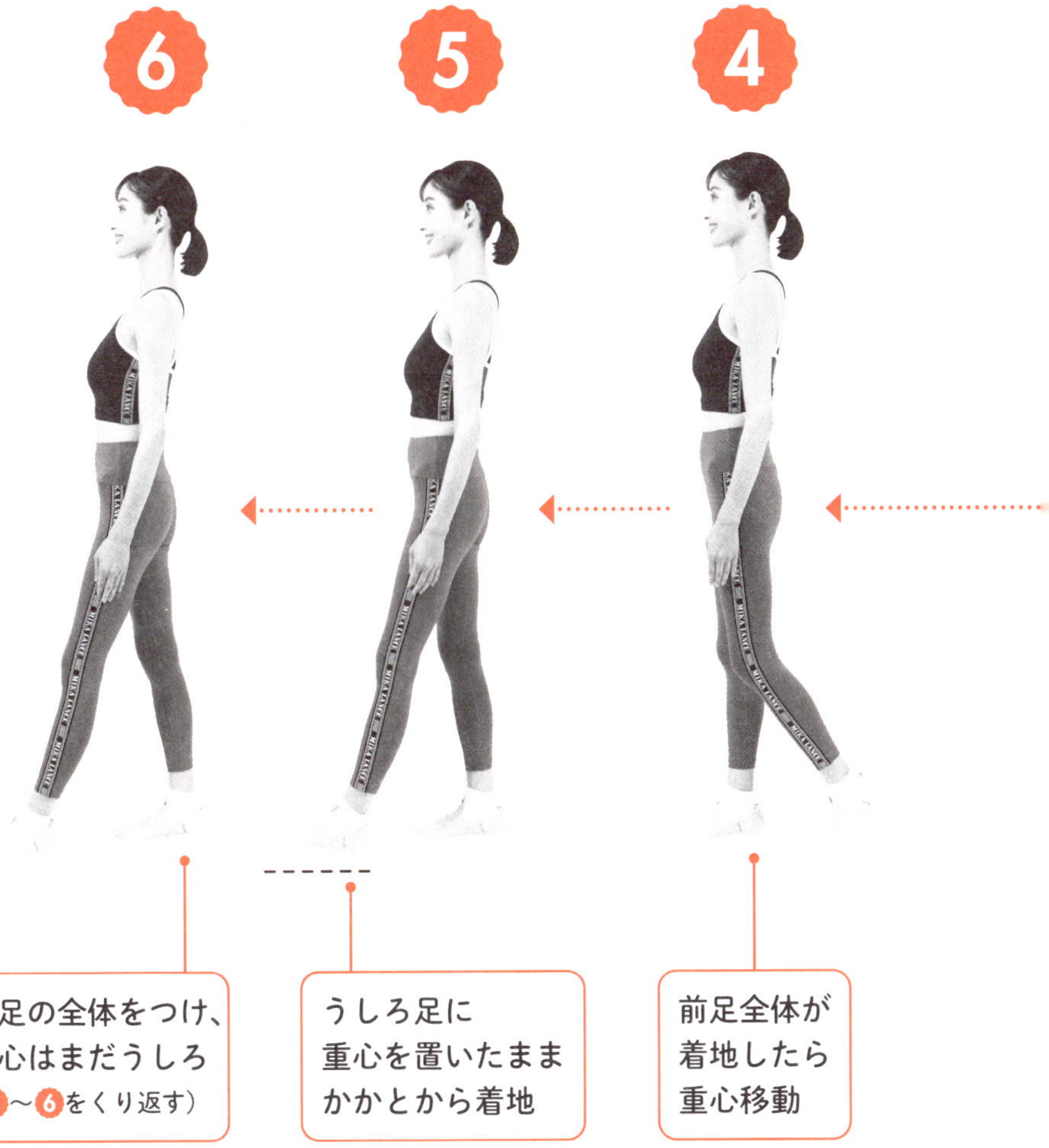
前足の全体をつけ、
重心はまだうしろ
（4〜6をくり返す）

新習慣 5

「一生歩ける足」になる！トラブルを防ぐ爪ケア・足ケア

かかとを整え、一生歩ける足をつくるために、**体操だけでなく爪や角質の手入れもいっしょに行ってください。**

まず、足の爪は切りすぎもよくないですし、伸ばしすぎもよくありません。こまめにチェックして、適切な長さに整えましょう。靴のサイズが合っていないと、巻き爪になるので、購入の際はきちんとフィッティングしてサイズを確認しましょう。

冷え性の人は、かかとがガサガサしています。「なんとかきれいにしたい……」という悩みをよく聞きますが、かかとトントン体操をして、関節の歪みが解消して、血流がよくなればいずれなおります。血流がよくなると、足裏の新陳代謝が活発になり、角質が厚くならず、健康な皮膚になるからです。

「いますぐなんとかしたい！」という人は、足裏パックをしたり、保湿クリームを塗って、その上から靴下を履いてなじませるなどのケアをしてください。

新習慣

6

これなら疲れない！100歳まで歩ける「杖」の選び方

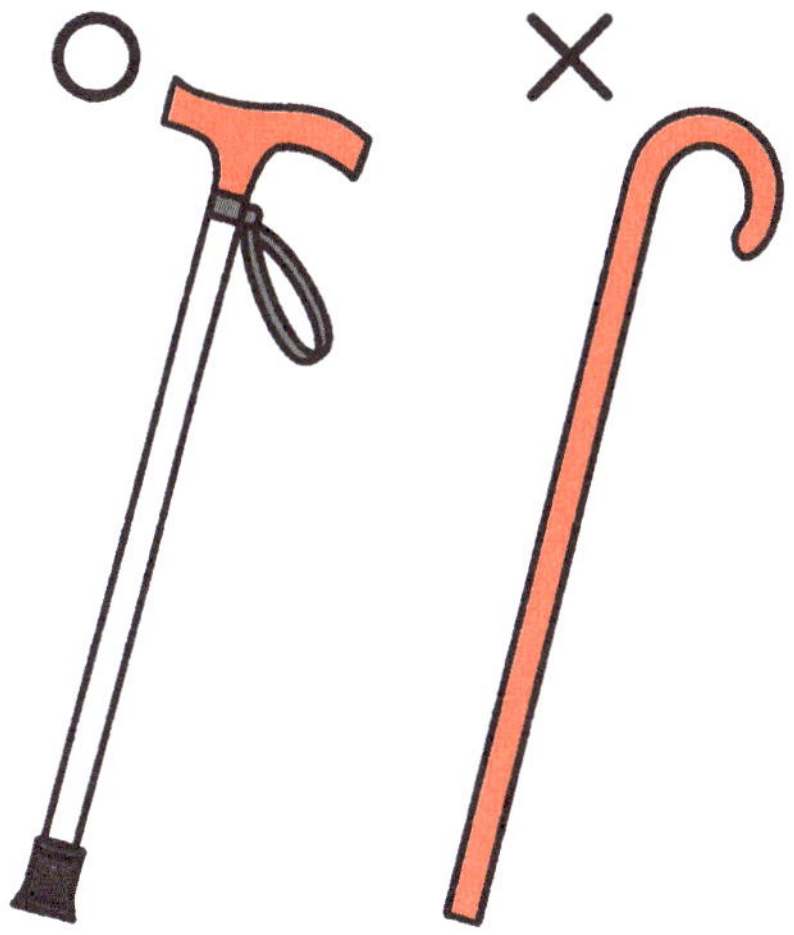

杖は、見た目がカッコいい、ステッキのようなものは、姿勢よく歩ける健康な人以外おすすめしません。**グリップがT字の握りやすいものを選びましょう。ヒモがついていると、より安全です。**杖の先は底がしっかりしていて地面を垂直に押せる安定感があるものがよいです。底が3点、4点に分かれているものは、坂道や段差があるところには向かないでしょう。長時間歩きたいという人は、スキーのストックのようなウォーキング用の2本杖を使って歩くのもおすすめです。

正しい杖のつき方

転ばない、疲れない、姿勢がくずれない

3
2
1
重心は
まだ
うしろ
杖を垂直に
前に出す
体の横に垂直に
足を杖の横に１歩
足の中心横に置く

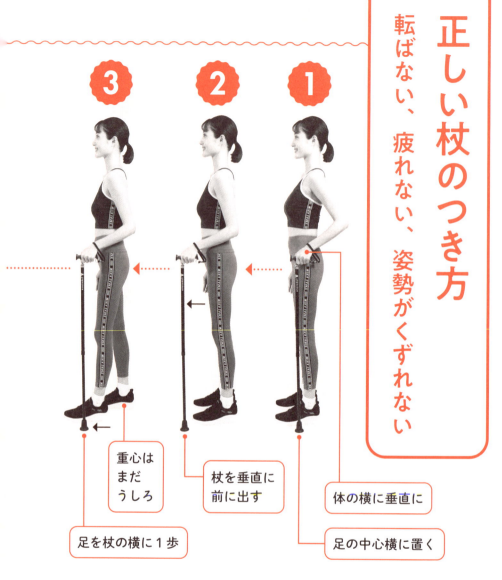

痛みがない脚のほうの手に杖をもち、足の中心横に垂直に置きます。前方の安全を確認したら、杖を少しだけ前に出し、同じ側の足を杖の横に一歩前に出します。杖側の足底でからだが支えられていることを確認したら、杖で地面を垂直に押しながら、もう片方の足を一歩前に出します。なるべく頭を上げ、上半身が杖に寄りかからないように。

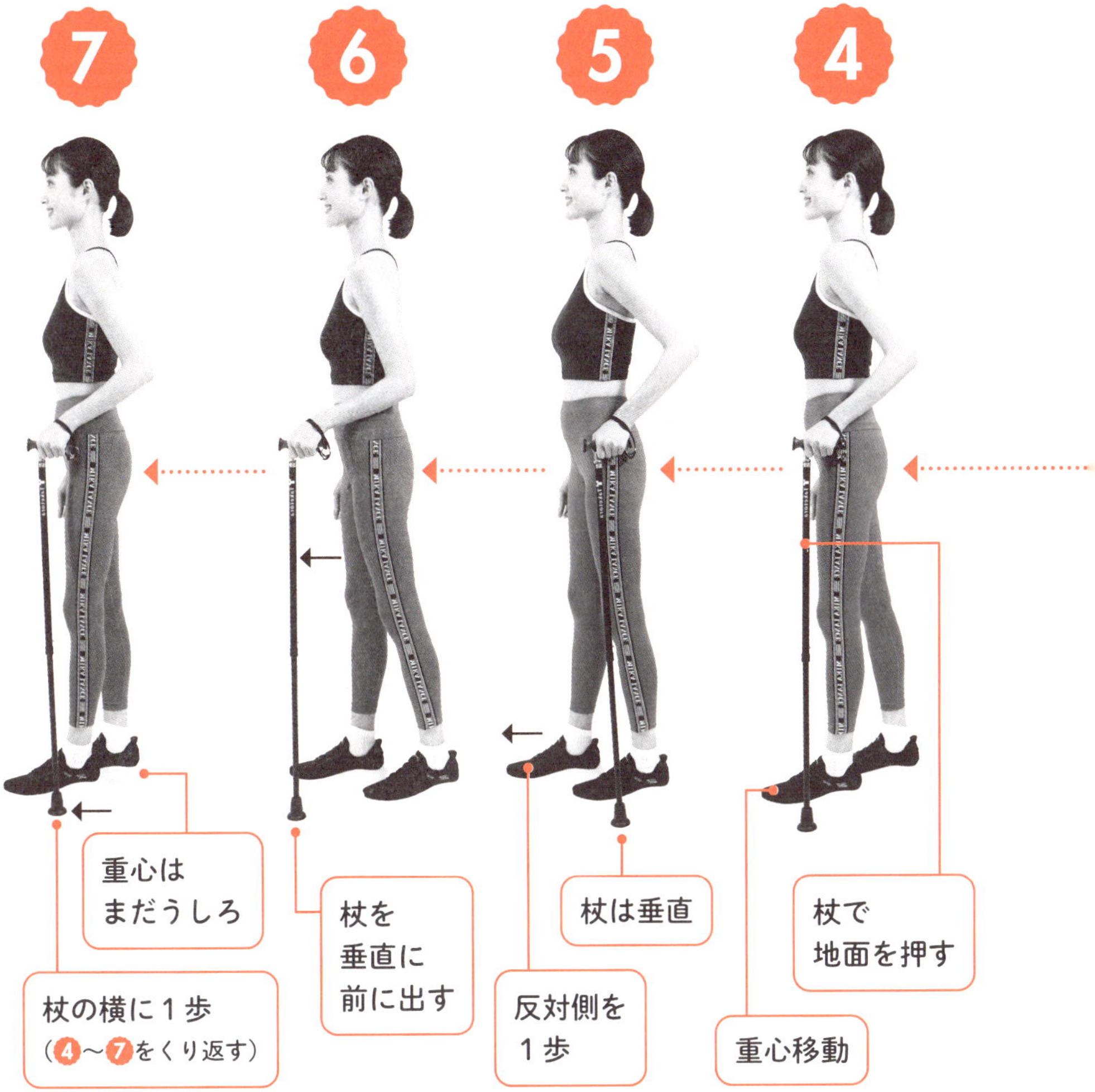

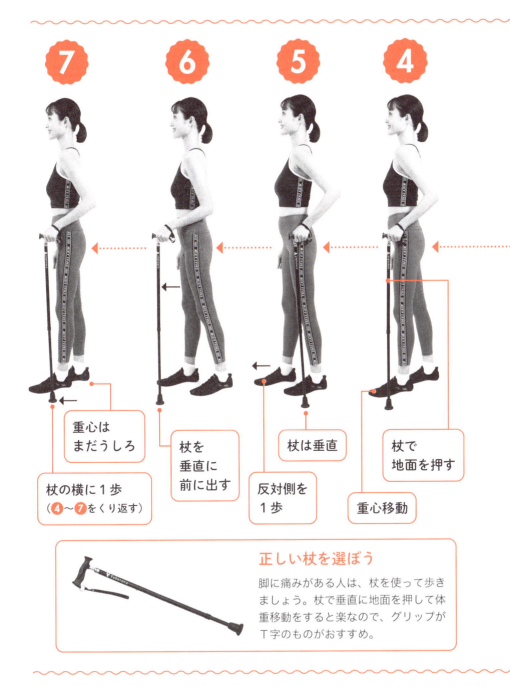

正しい杖を選ぼう

脚に痛みがある人は、杖を使って歩きましょう。杖で垂直に地面を押して体重移動をすると楽なので、グリップがT字のものがおすすめ。

新習慣 7

歯磨きのついでに舌の運動！鏡を見ながらにっこり笑顔の練習もしよう

食べる、おしゃべりする、呼吸する、笑う……。どれも歯が欠かせません。歯の手入れはこまめに、そしてていねいにしてください。歯磨きをしたら、舌で口のなかの歯や歯茎まわりをなぞったり、頬やほうれい線のある部分をクルクルしたり、舌をしっかり口の外に出して、舌先を上下左右に動かしたりしてみてください。舌の運動は、口まわりの筋トレになり、ほうれい線が薄くなります。

もうひとつ、歯磨きのついでにやりたい習慣があります。それは、鏡のなかの自分に向かって「今日も元気でよかったね」と話しかけて、ニッコリ笑顔をつくること。大人になると、誰かからほめてもらったり、本音を聞いてもらう機会はそうそうありません。普段から、自分で自分のごきげんをとるクセができると、心がやすらかになります。

歯磨き、笑顔の声かけのときは、足底や姿勢も意識してください。余計な力みが抜けたからだで、かかとと足指のつけ根でしっかり地面を押しながら、よい姿勢でとり組みましょう。

正しい立ち姿勢

あなたはまっすぐ立てていますか？

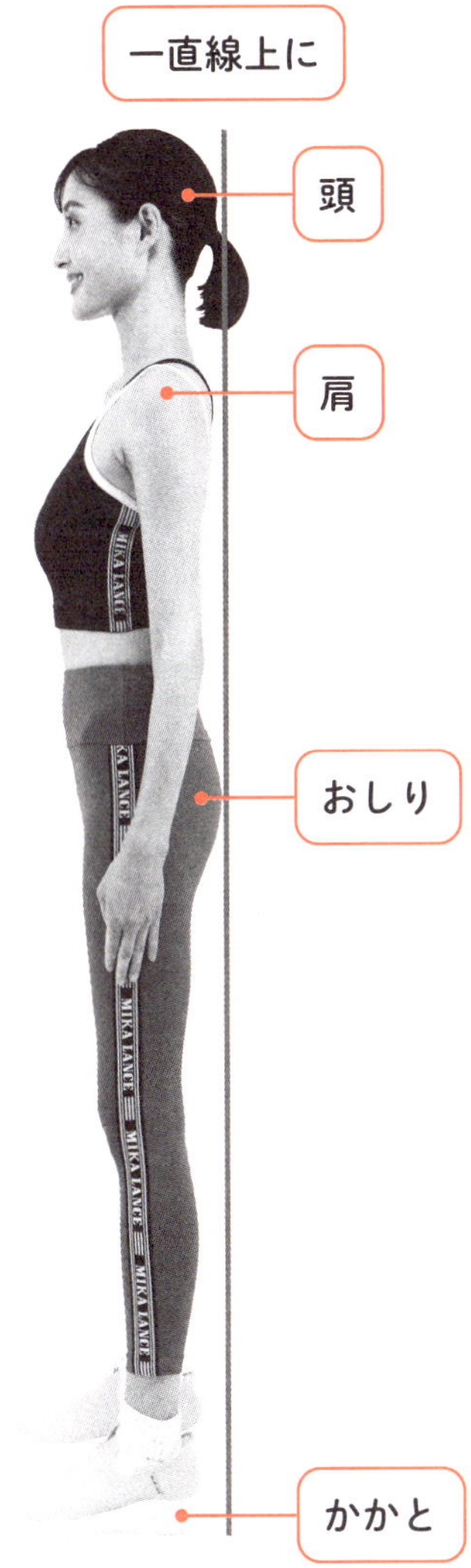

頭、肩、おしり、かかとが一直線上にあれば、かかとが整っていて、関節のねじれやズレがない状態です。毎朝、歯磨きの前に、まず壁に頭、肩、おしり、かかとを壁にくっつけられるかチェックしてから、鏡の前に横向きに立ち、「よい姿勢で立てているか」を見てみましょう。

新習慣 8

食事のいす、リラックスのいす、クッション使いのおすすめはコレ

食事のいす　　リラックスのいす

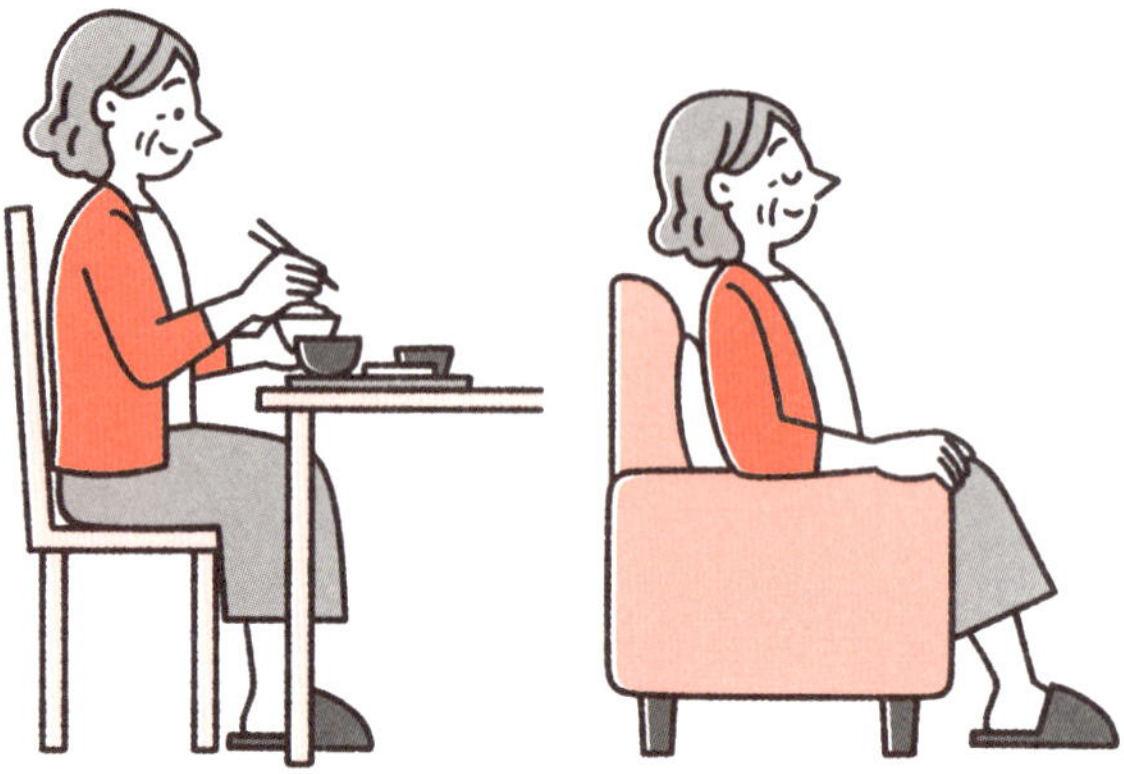

いすは、目的ごとに変えるのが理想です。できれば3種類は使い分けましょう。食事はすわる面が硬めで背中と座面が90度にまっすぐになるいすがベスト。**こぼさないように猫背になっている人がいますが、せめて食事中だけは足底に力を入れてよい姿勢で食べましょう。**リラックスタイムには、長時間すわってもつかれない、からだを包み込むようないすやソファーを。クッションを使うと、腰の負担が軽減します。ただしすわりすぎは禁物。1時間に1回は立ち上がるか、体操をして！

正しい立ち上がり方

これなら安全！ 転ばない！

「たかが立つだけ」とあなどらず、いすから立ち上がるときは、バランスを崩さないよう細心の注意を払います。猫背の悪い姿勢や、足底が不安定な状態で立ち上がろうとすると、ふらつきの原因に。

テーブルに手を置いて

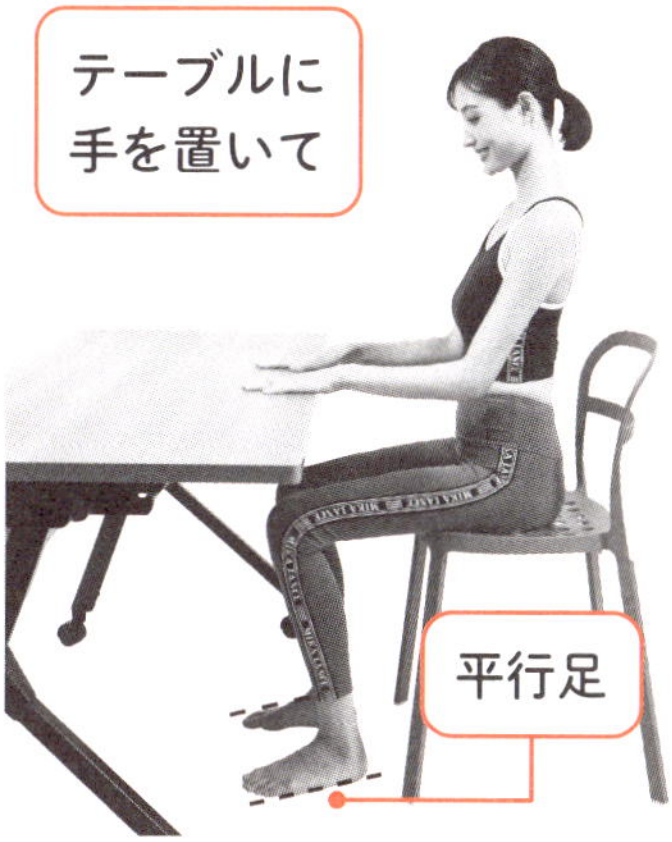

足はこぶし１個分あけて平行にし、テーブルに両手を置くか、またはいすの座面（硬い場合）をつかむ。首を前に出したり、上半身だけ体重がかかった、前かがみの姿勢にならないように。

手のひらでテーブルを垂直に押して

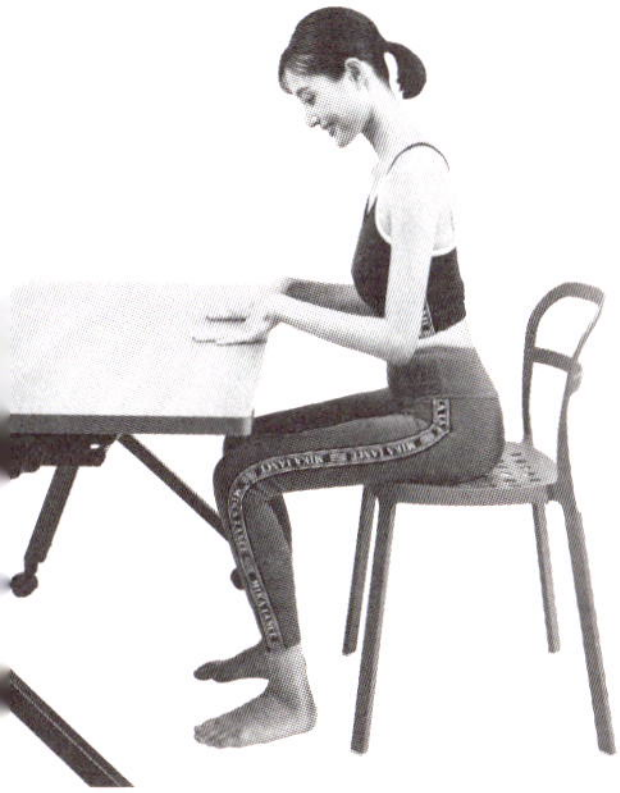

ゆっくり立つ

両手で、床に向かって垂直にテーブルを押しながら、ゆっくり立ち上がる。ポイントはかかとにしっかり力を入れて立つこと！

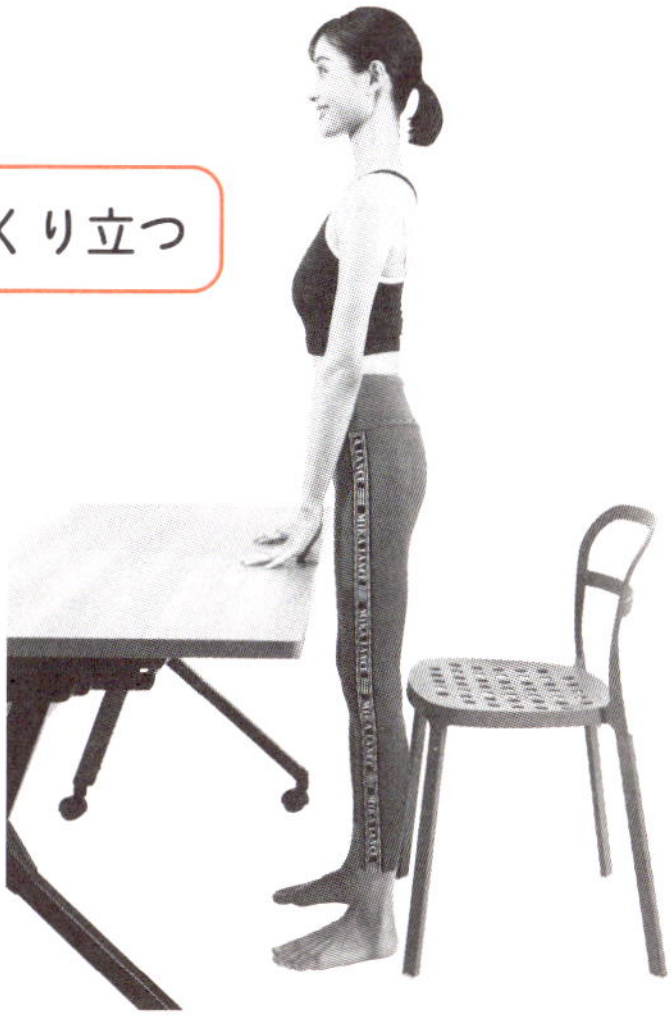

いすの正しいすわり方

転ばない、疲れない、姿勢がくずれない

「すわる」という動作では、片足だけでからだを支えるタイミングがあります。リラックスするのはすわってからにして、頭で動きを理解しながらすわりましょう。足底で床を押したまっすぐな姿勢を保つと、疲れにくいです。

いすの前に立つ

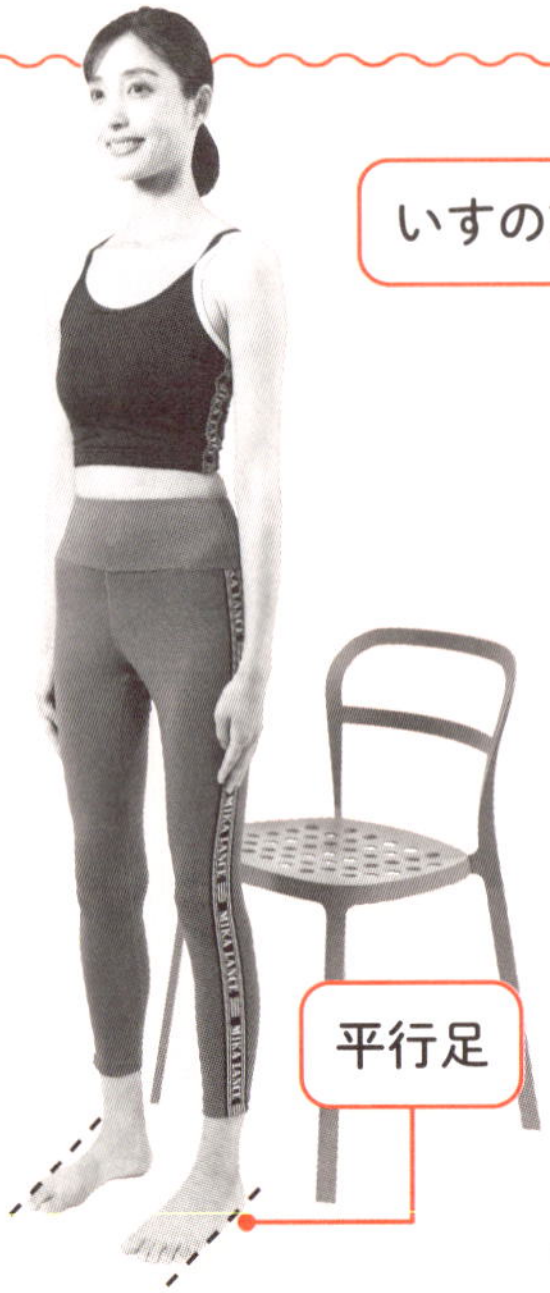

正しい立ち姿勢（95ページ）を意識して、いすの前に立つ。足はこぶし1個分あけて平行にする。

いすを確認

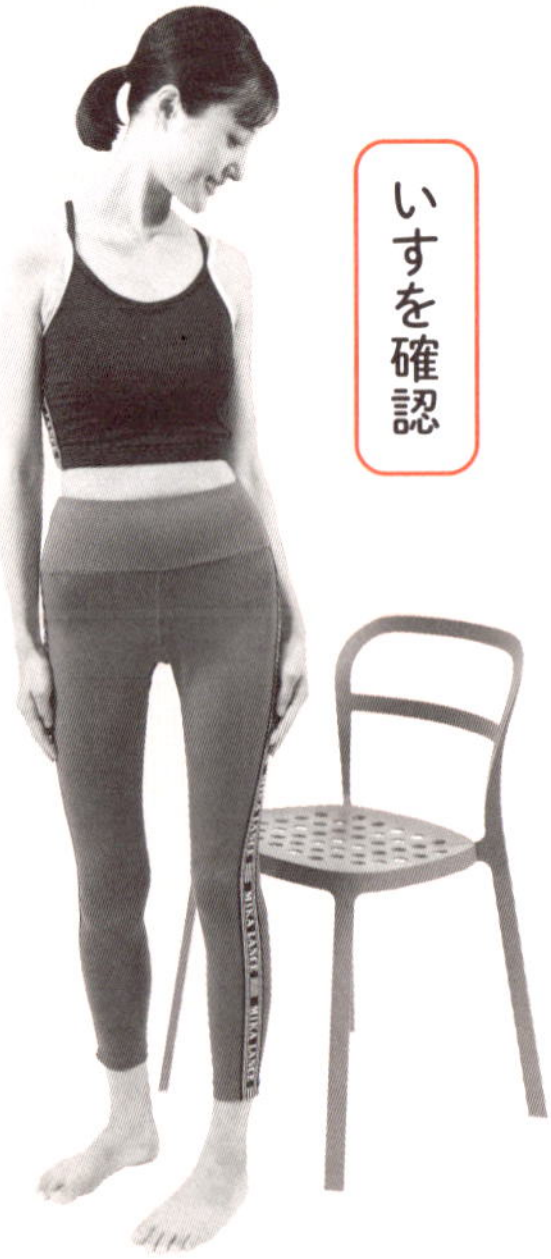

振り返って、いすの場所を確認する。「いすが思ったよりも遠い」となると、尻もちをついて背中や腰の圧迫骨折の原因に。

動画でcheck！

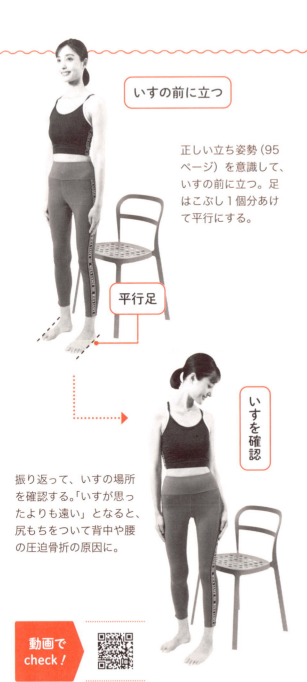

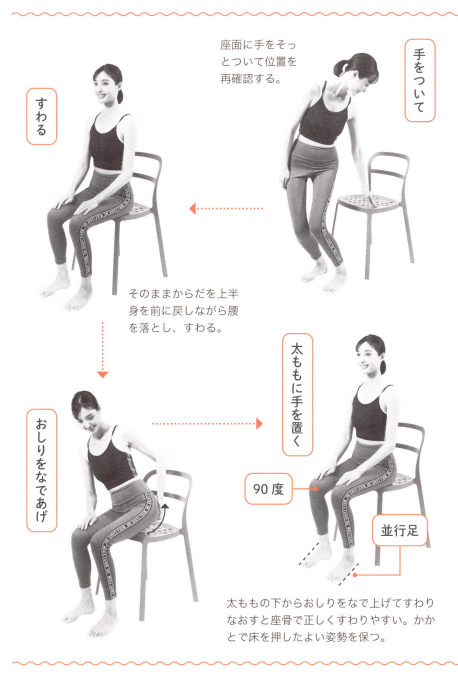

手をついて

座面に手をそっとついて位置を再確認する。

すわる

そのままからだを上半身を前に戻しながら腰を落とし、すわる。

おしりをなであげ

太ももに手を置く

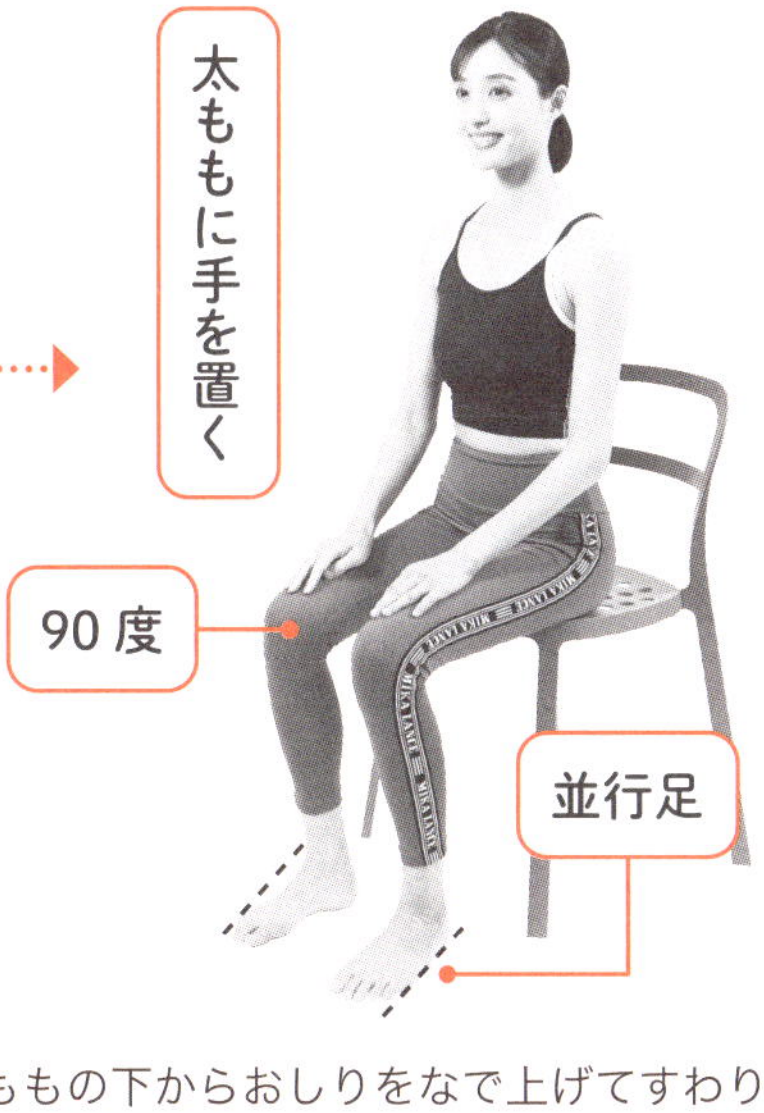

太ももの下からおしりをなで上げてすわりなおすと座骨で正しくすわりやすい。かかとで床を押したよい姿勢を保つ。

8の字肩回し

前かがみの姿勢をなおす

いすにすわって、前かがみや猫背のまま長時間すごしていると、その姿勢でからだがロックされてしまいます。正しく立つ、すわる、歩くためには上半身の体操をして、からだをほぐすことも重要！　肩甲骨を大きく動かしてください。

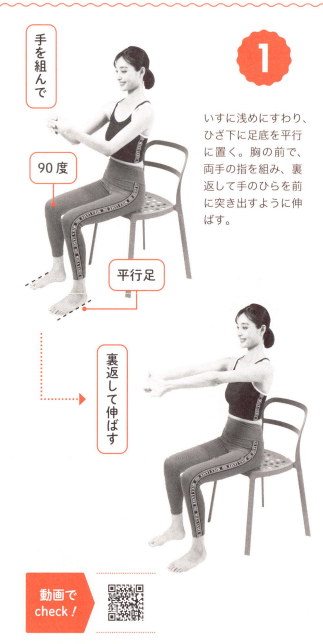

1

いすに浅めにすわり、ひざ下に足底を平行に置く。胸の前で、両手の指を組み、裏返して手のひらを前に突き出すように伸ばす。

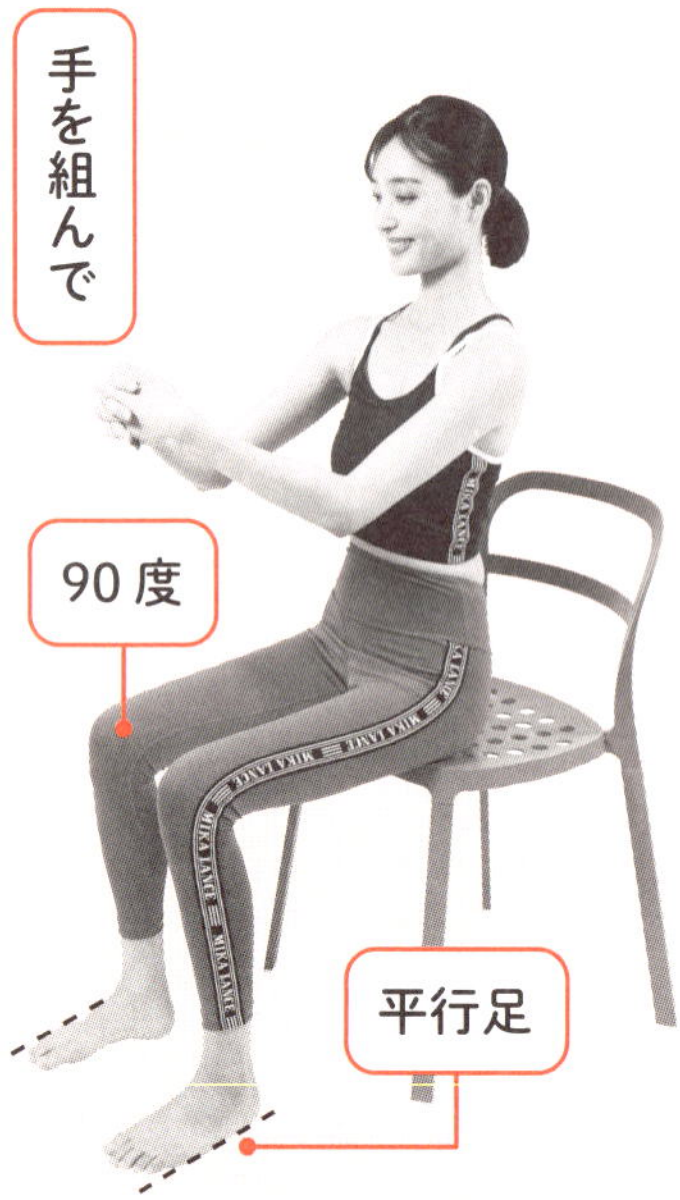

動画でcheck！

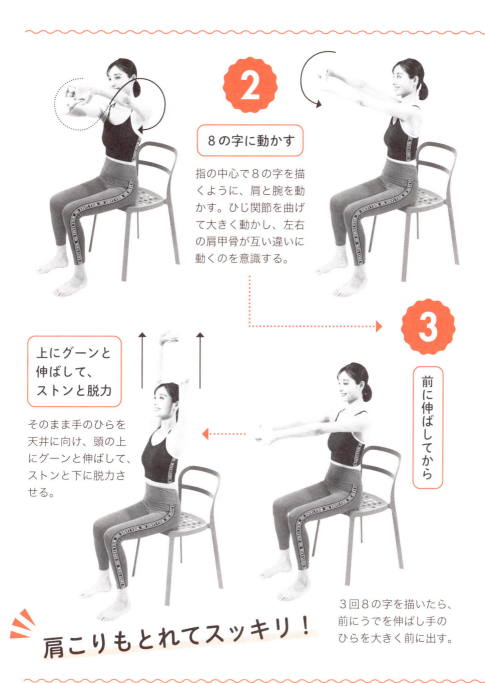

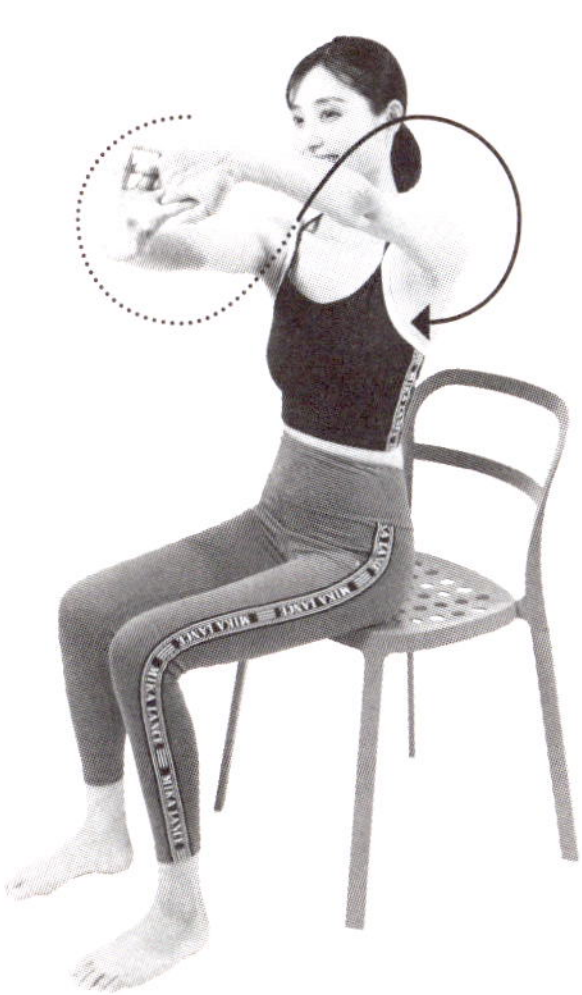

2

8の字に動かす

指の中心で8の字を描くように、肩と腕を動かす。ひじ関節を曲げて大きく動かし、左右の肩甲骨が互い違いに動くのを意識する。

3

前に伸ばしてから

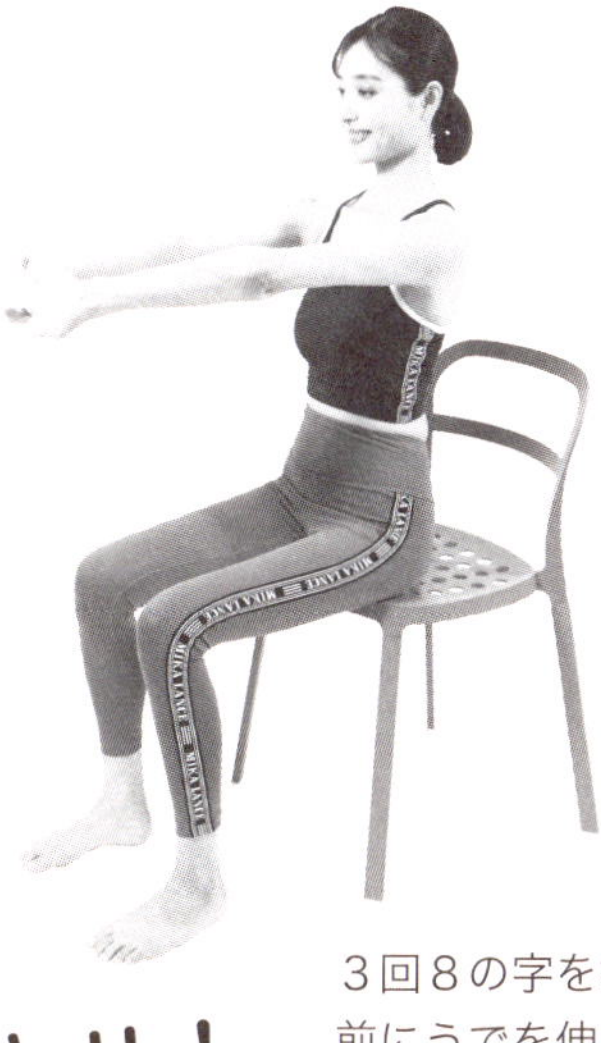

3回8の字を描いたら、前にうでを伸ばし手のひらを大きく前に出す。

上にグーンと伸ばして、ストンと脱力

そのまま手のひらを天井に向け、頭の上にグーンと伸ばして、ストンと下に脱力させる。

肩こりもとれてスッキリ！

新習慣 9

骨は折れても必ずなおる！　こころが折れるのがいちばんキケン

高齢者にとって、骨折はそんなに珍しいことではありません。ちょっとつまずいただけでかんたんに骨折することはよくあります。ですが、それまで大きな病気やケガもせず元気に生きてきた方がひとたび骨折や入院をすると、ショックで落ち込み、あっというまに老け込んでしまうケースが多々あります。

骨折は、必ずなおります。むしろ、こころがぽっきり折れてしまう「こころの骨折」のほうが深刻です。からだのことは、医者を信頼して、お任せしておけば大丈夫。ご自身は、なおったあとの生活について「歩いてあそこに行こう」「あれを食べよう」「あの人に会おう」と前向きに妄想してすごしましょう。やりたいことを考えるだけで血流もよくなるし、なおりも早くなるはずです。「やりたい」という意欲がなくなることがいちばんの問題です。

ちょっとからだが動くようになったら、指が動くかな？　足首が動くかな？　とできることからはじめてください。

新習慣 10

お昼寝のすすめ。いすでウトウトするくらいなら、思い切って横になろう

50ページで、自分でも気づかないうちに居眠りをしてしまい、「夜眠れない」と悩んでいる人がたくさんいるというお話をしました。すわったまま眠ると、せっかく体操で整えたからだが歪んでしまいます。眠くなったら横になってしっかり寝ましょう。

昼寝は、お昼ごはんのあとがおすすめです。15～20分、長くても30分。「朝5時に起きている」など、夜の睡眠時間が短い人は90分しっかり昼寝をしてもいいでしょう。逆に、30分より長く90分未満だと、睡眠サイクルが乱れるので要注意です。もちろん90分より長いのもNG。いずれにせよ昼寝をしすぎて夜にまったく眠れなくなって、昼夜逆転生活にならないよう注意してください。眠りのサイクルはクセになります。毎日同じ時間に昼寝をすると、その時間に眠くなり、パッと目覚められるようになります。

「眠れない」と思い込みすぎることもよくありません。大切なのは1日のトータルの睡眠時間。薬に頼るまえに、いま一度自分の睡眠サイクルを見直してみてください。

新習慣

11 お風呂に入りたくないときは、蒸しタオルでからだを温めよう

体調がすぐれなかったり、寒かったり、面倒だったり……。たまには「なんだか今日はお風呂に入りたくないな」という日もあると思います。そういった日は、温かいタオルで全身を拭くだけでOKです。ただし、寒い日は室温をあたたかくしてから行ってください。

水で濡らしたタオルを少しゆるめに絞り、ラップでくるみます。そのタオルを500〜600ワットの電子レンジで約1分加熱して、広げます（もう少し温めたい場合は、20秒ずつこまめに加熱してください）。

とり出した**タオルで全身を拭くことで、手首を動かす運動にもなります。**めんどうだと思ったら、足先を拭くだけでも十分。また、温かいタオルを手足や肩、首にかけてしばらくすごすと、血行がよくなり、ぽかぽか気もちがよいです。

なにごとも、無理をしないことがいちばん。お風呂も「毎日絶対！」ではありません。自分が入りたいと思ったときに入ればよいのです。

新習慣 12

お風呂上がりはローションでパシャパシャ＆マッサージ！

お風呂から上がったら、全身の肌に保湿ローションを十分しみこませる習慣をつけましょう。年をとると肌は乾燥しがちになります。いつまでもスベスベな肌を保つためには、十分なケアが必要です。できれば自分の気もちがワクワクしたり、幸せになるよい香りの商品を選ぶと、お風呂上がりの時間が楽しくなります。

ローションを塗るときに実践していただきたいのが自分で自分のからだをいたわる、げんこつたたき（106ページ～）、パシャパシャたたき（110ページ～）、なでなで（112ページ～）です。**高齢になると低下する皮膚感覚を目覚めさせたり、副交感神経を優位にして気もちをリラックスさせる効果があります。**また、関節パクパク（116ページ～）は、お風呂上がりでやわらかくなっている関節をより整えてくれます。

お風呂のなかで、かかとマッサージ（80ページ）をいっしょに行うのもいいですよ！体操だけでなく表面からもアプローチして、からだをいたわりましょう。

げんこつたたき

骨に刺激を与えて強化する

骨や筋肉をたたくことで、新陳代謝を促し、細胞の活性化を図ります。自分で行うため、圧を調節でき、「痛すぎる！」となることもありません。「元気ですか？」とからだをノックするみたいに、こちよい強さでやってみましょう。

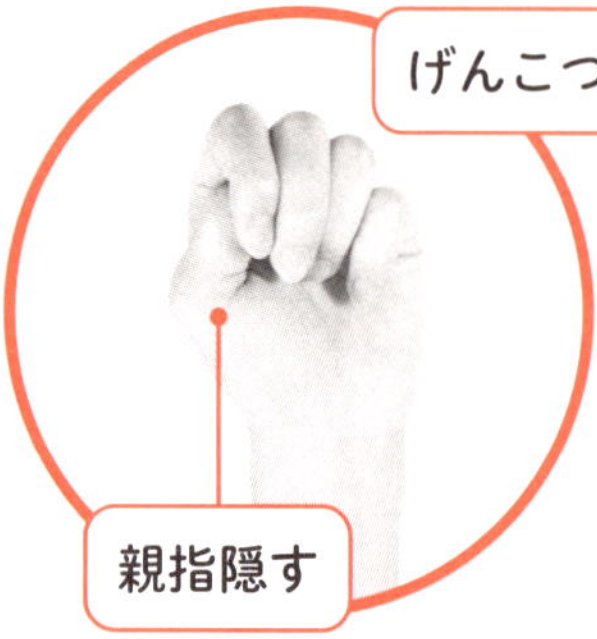

げんこつは親指を隠してつくる。親指側でからだをたたくと少し弱め、グー側（4指側）でたたくと少し強めに調節できる。

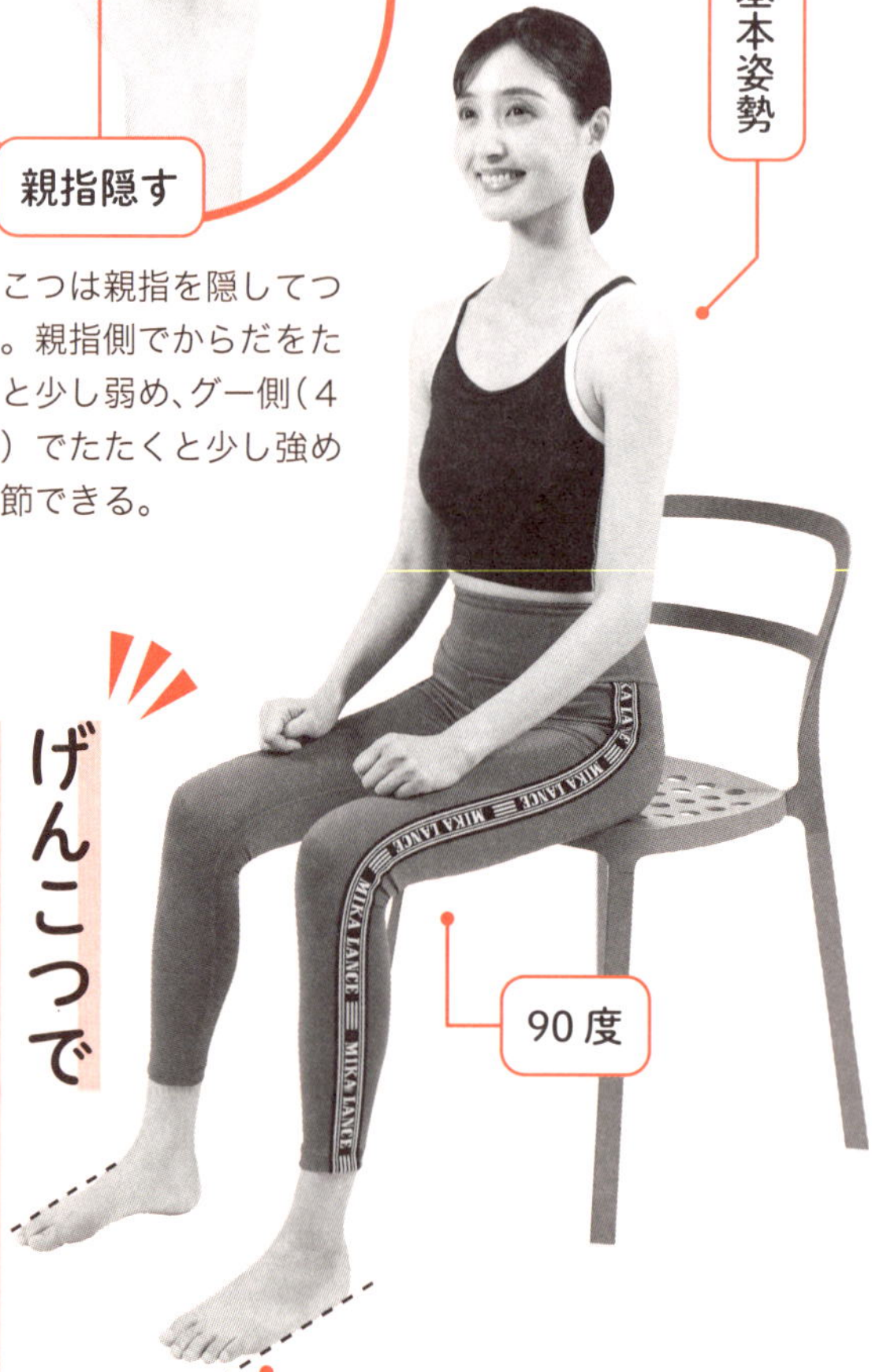

いすに浅めにすわり、ひざ下に足底を平行に置く。かかとで床を押して、前かがみにならないこと。

げんこつでトントントントントン骨強化！

腰は弱めにしたいので、親指側で。片手ずつ、げんこつをつくり変えて行うこと。片側ずつていねいに行うことで、骨や細胞の活性化の効果アップが期待できる。

1

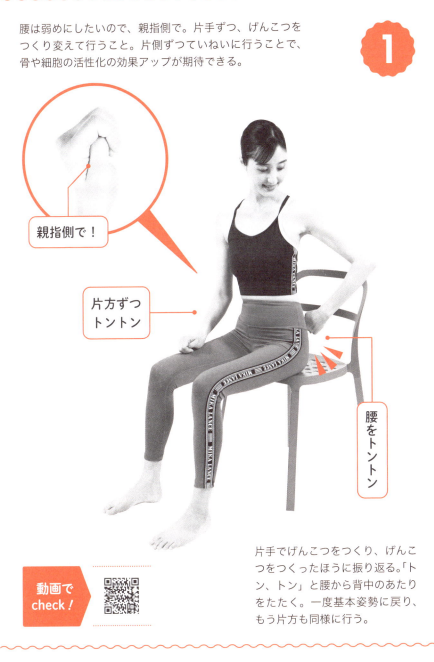

片手でげんこつをつくり、げんこつをつくったほうに振り返る。「トン、トン」と腰から背中のあたりをたたく。一度基本姿勢に戻り、もう片方も同様に行う。

動画でcheck！

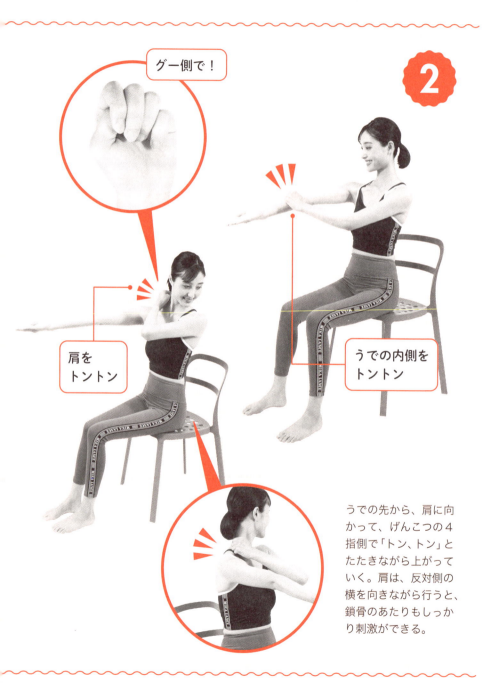

うでの先から、肩に向かって、げんこつの4指側で「トン、トン」とたたきながら上がっていく。肩は、反対側の横を向きながら行うと、鎖骨のあたりもしっかり刺激ができる。

3

下半身は太ももの前からスタートし、すね前、すね横、太もも横、おしりまで、げんこつの４指側で「トン、トン」とたたく。

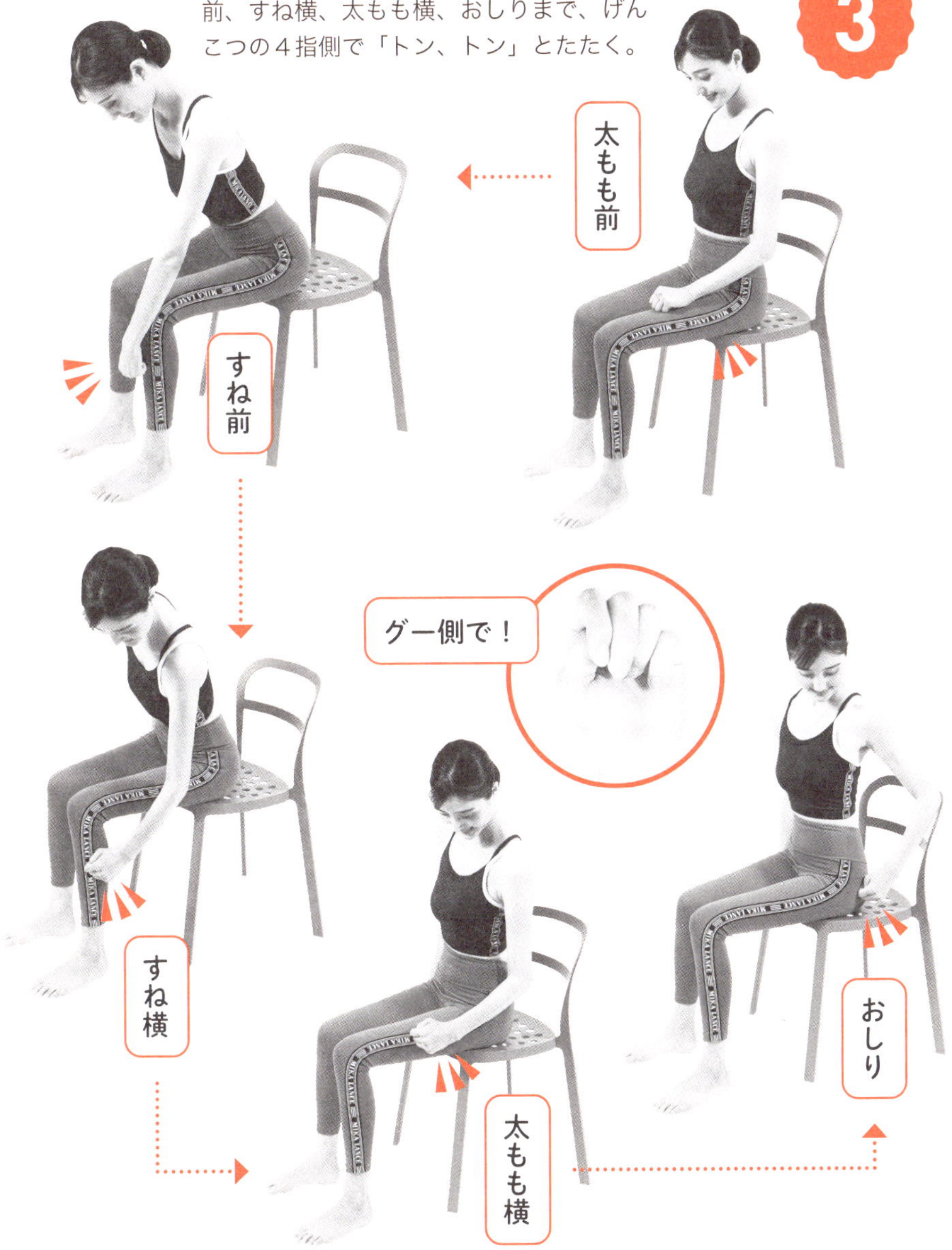

パシャパシャたたき

神経を目覚めさせ皮膚感覚を鋭くさせる

お相撲さんや柔道家が、試合前に顔やからだをパシャパシャとたたくしぐさを見たことはありませんか？　気合を入れる意味もありますが、皮膚からの刺激が入ることで、余分な力が抜け、全身のつながりを感じやすくなります。

1

パシャパシャたたいて皮膚感覚強化！

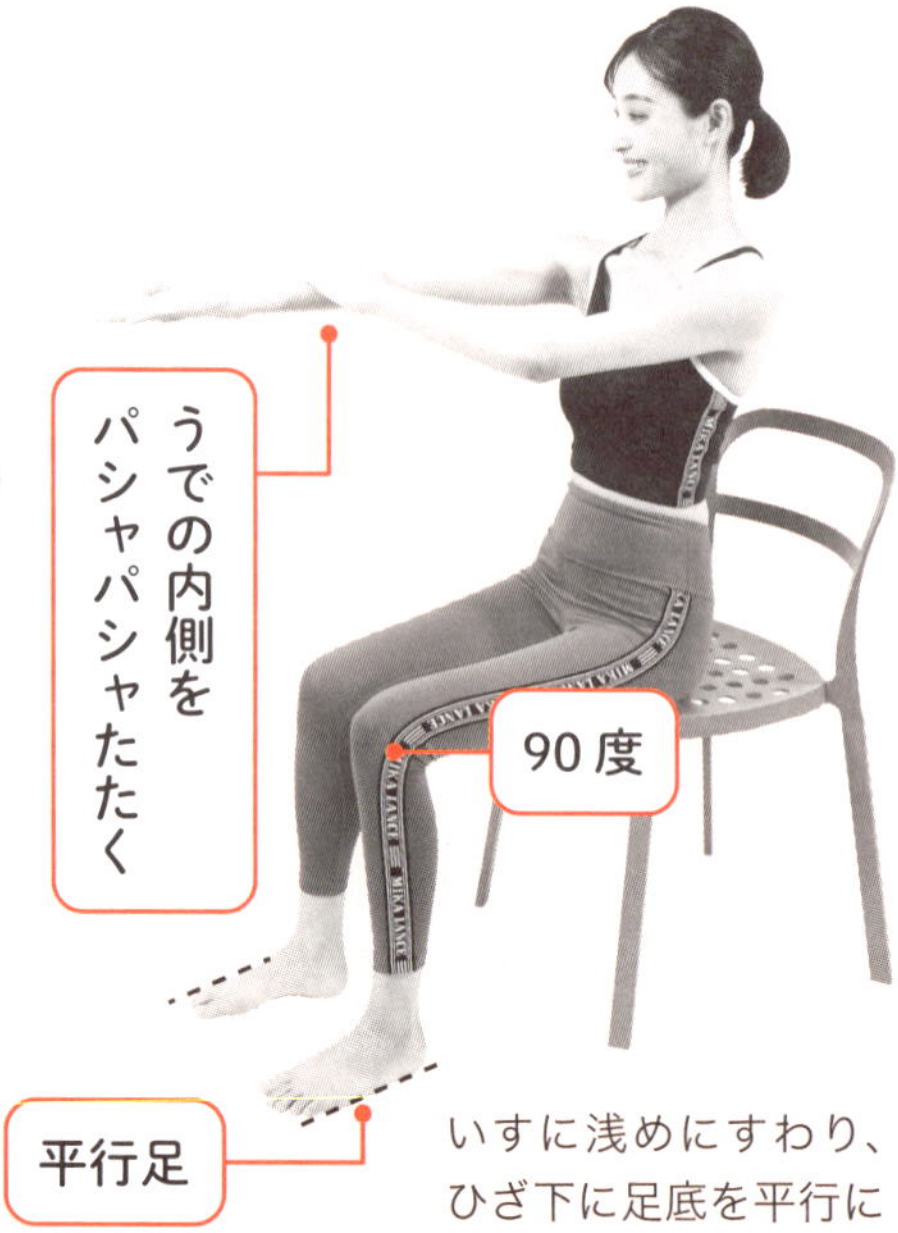

いすに浅めにすわり、ひざ下に足底を平行に置く。うでの先から、肩に向かって、手のひらで軽く「パシャ、パシャ」とたたく。

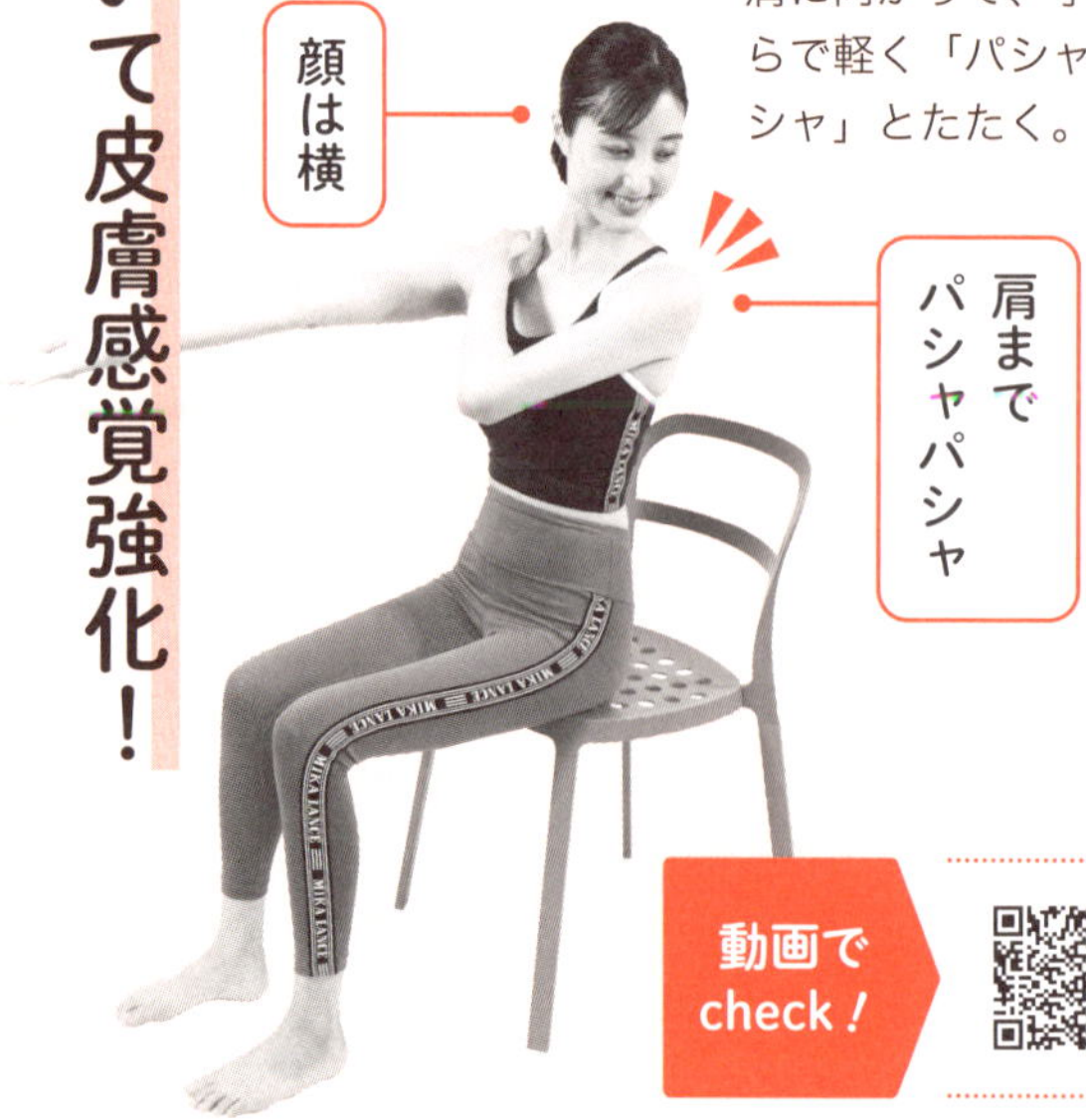

動画でcheck！

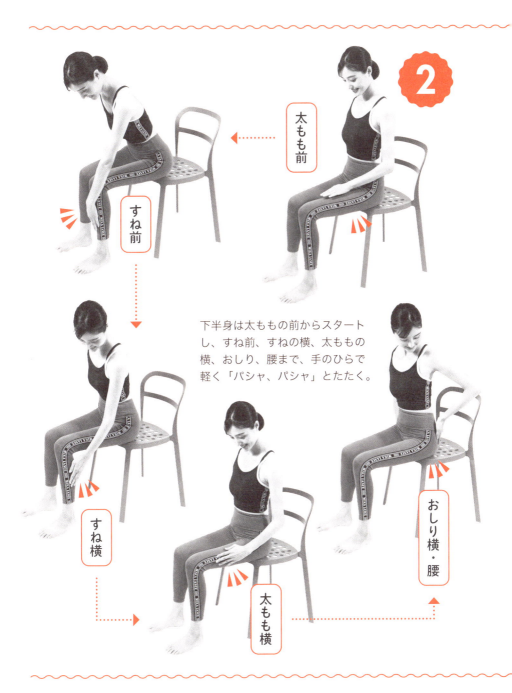

下半身は太ももの前からスタートし、すね前、すねの横、太ももの横、おしり、腰まで、手のひらで軽く「パシャ、パシャ」とたたく。

なでなで①
神経をリラックスさせる【下半身編】

「トントン」「パシャパシャ」をしたら最後に「なでなで」。強化されたり、高まった感覚を鎮静化します。大切なのは、血液やリンパの流れに逆らわないこと。流れをサポートするようにイメージしながら行いましょう。

なでなででこころも からだもリラックス！

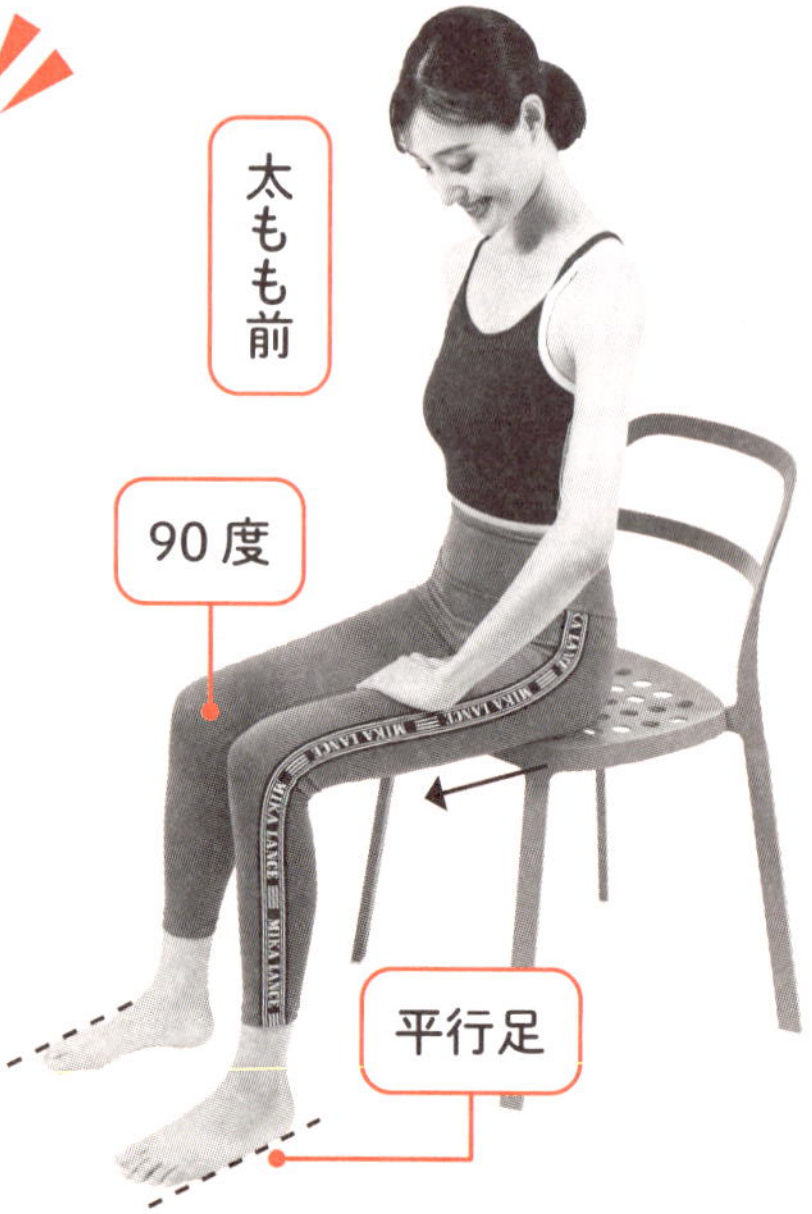

いすに浅めにすわり、ひざ下に足底を平行に置く。リンパの流れに沿って、太もものつけ根から、すね前に向かってなでる。

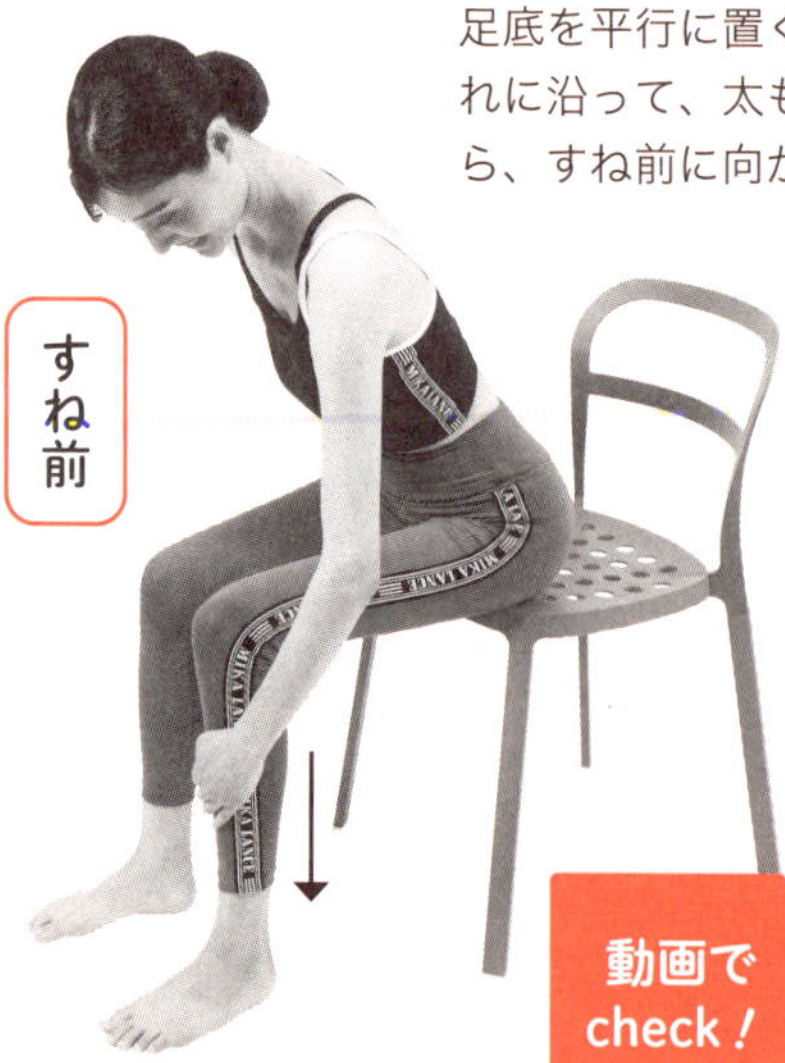

動画でcheck！

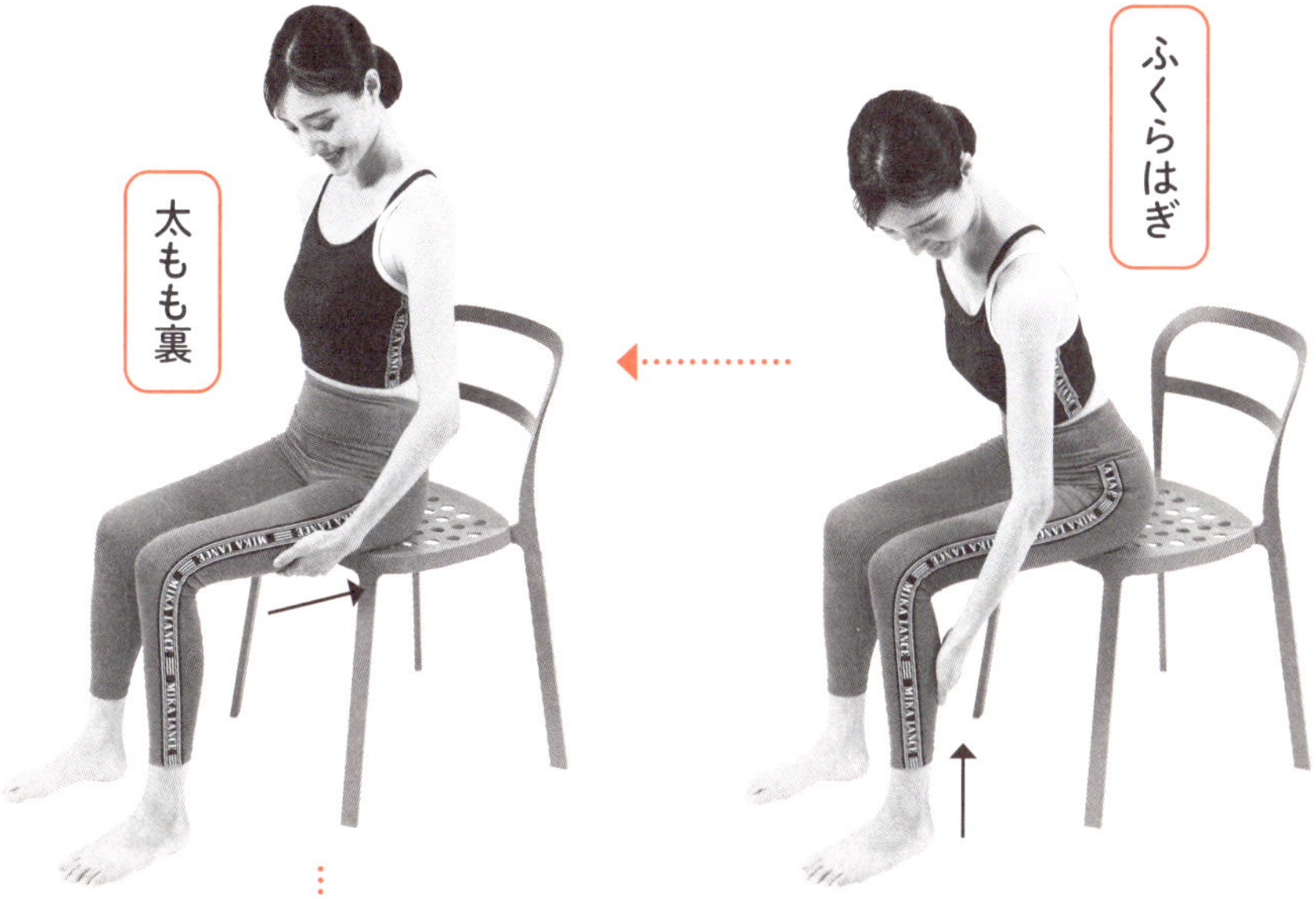

かかとからふくらはぎを通り、太ももの裏、おしり、腰までなでる。下半身はからだの前側は下がり、うしろ側は上がっていく。流れに沿って、３回ほど繰り返すとよい。

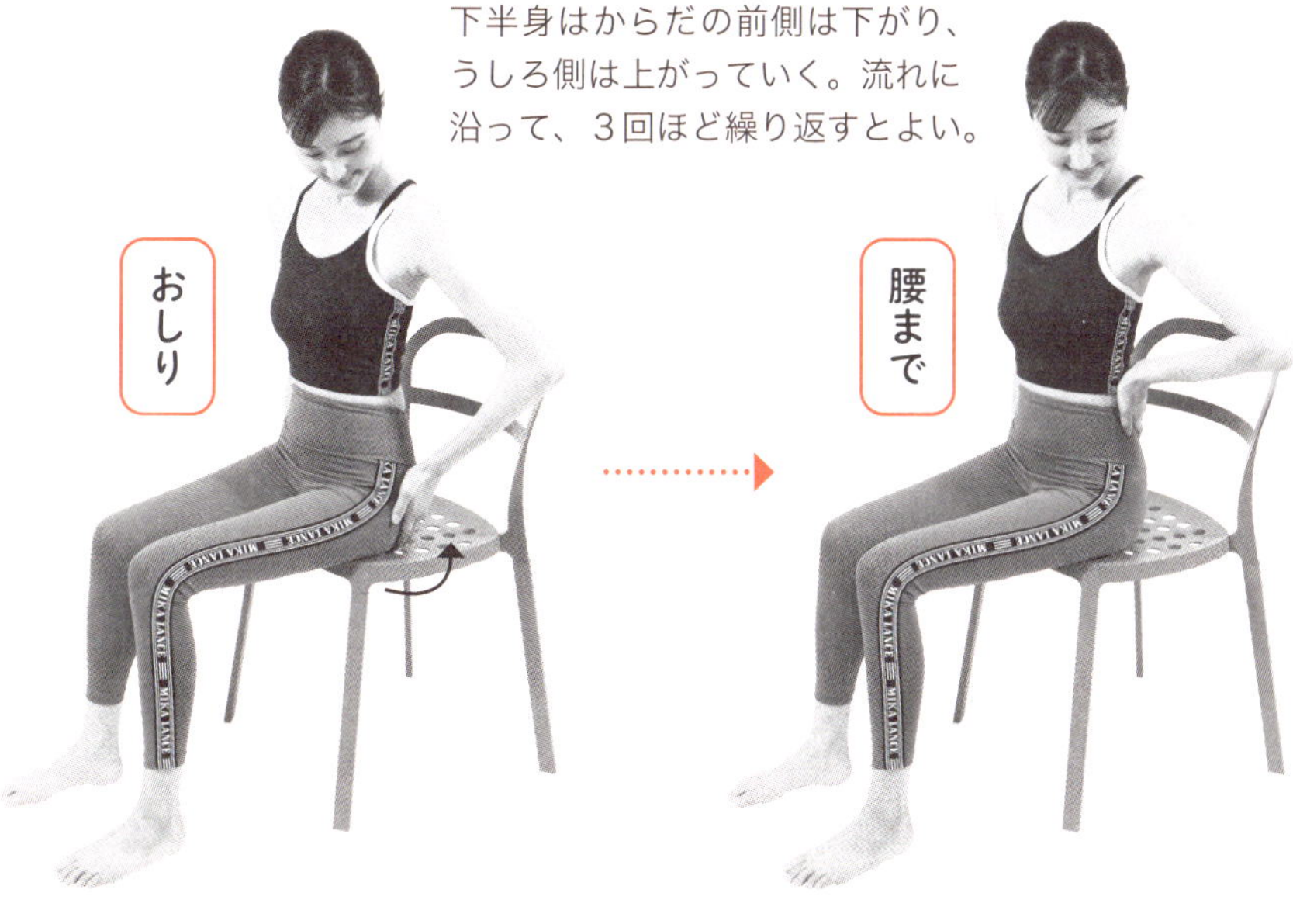

なでなで②

神経をリラックスさせる【上半身編】

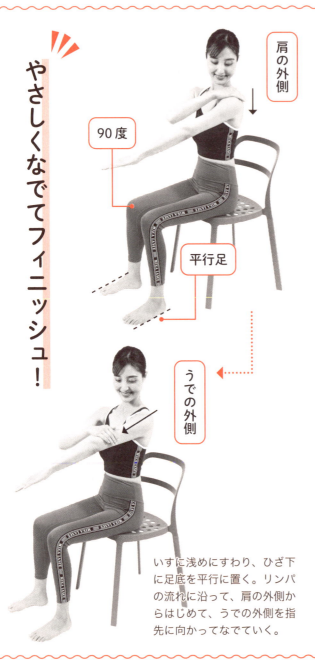

下半身の「なでなで」のあとは、続けて上半身も行います。皮膚は、人体最大の臓器です。ブツブツ、カサカサなど、異常がないか、自らを診察するように行ってください。ローションやボディミルクなどを使用してもOKです。

やさしくなでてフィニッシュ!

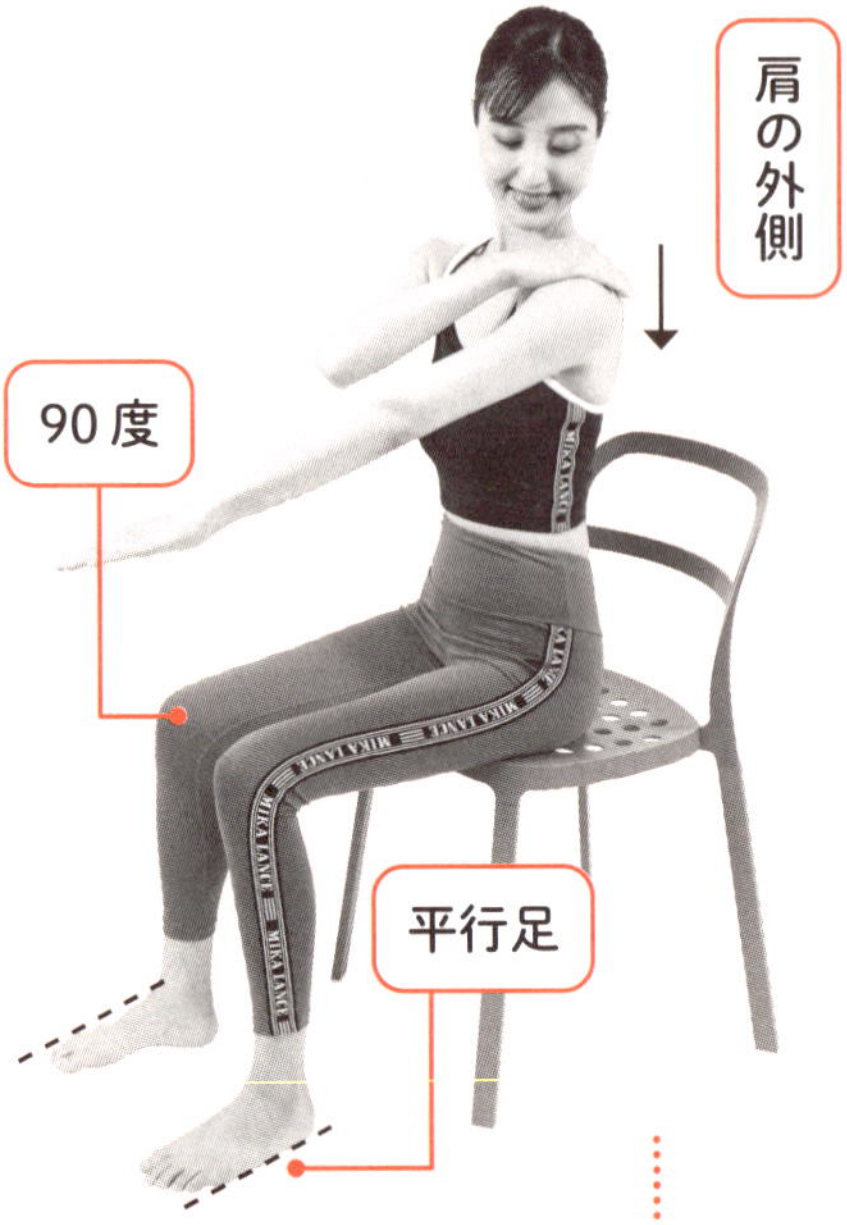

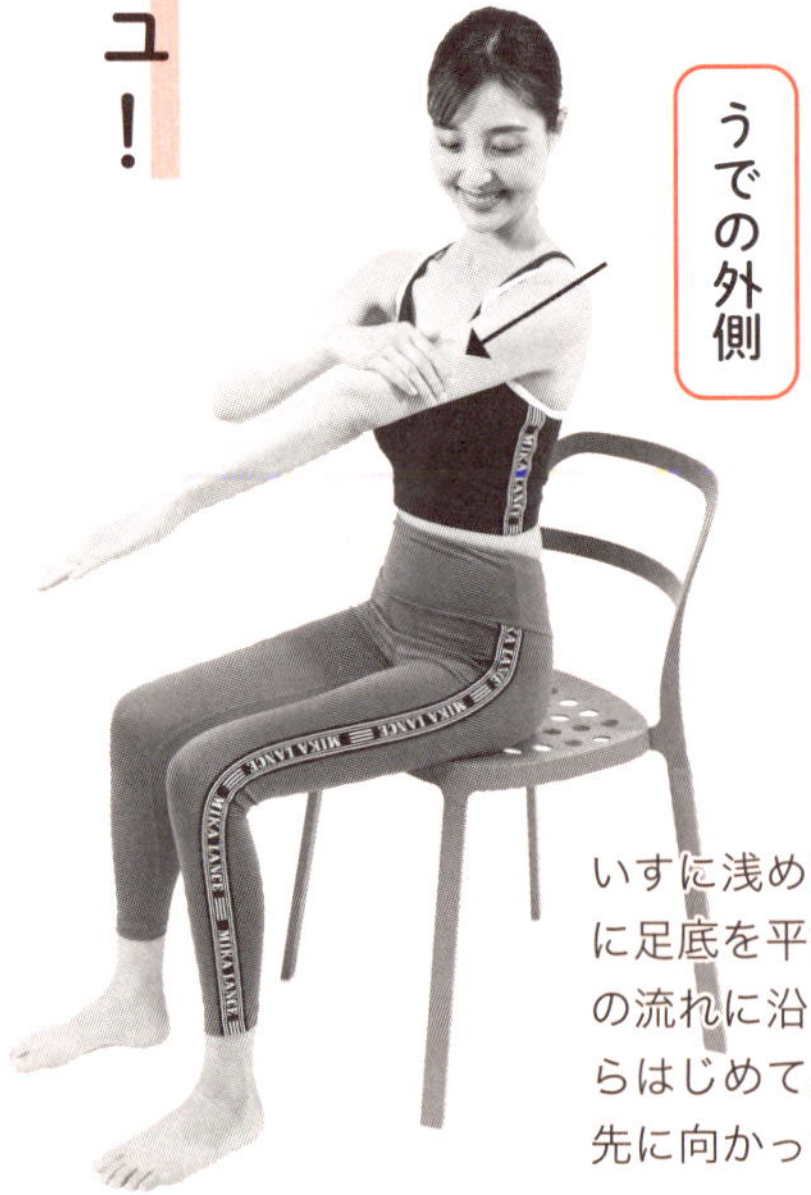

いすに浅めにすわり、ひざ下に足底を平行に置く。リンパの流れに沿って、肩の外側からはじめて、うでの外側を指先に向かってなでていく。

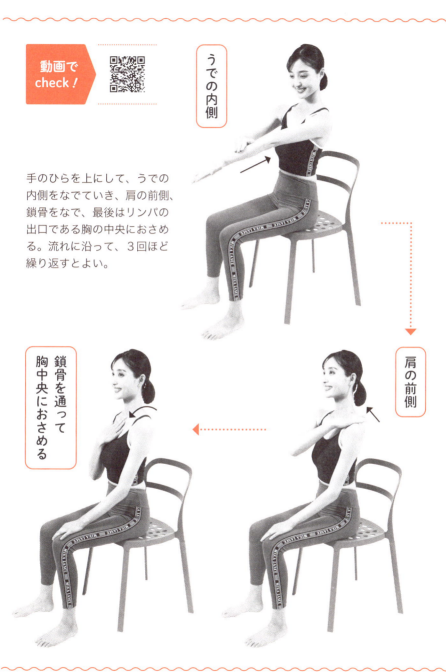

動画でcheck！

手のひらを上にして、うでの内側をなでていき、肩の前側、鎖骨をなで、最後はリンパの出口である胸の中央におさめる。流れに沿って、３回ほど繰り返すとよい。

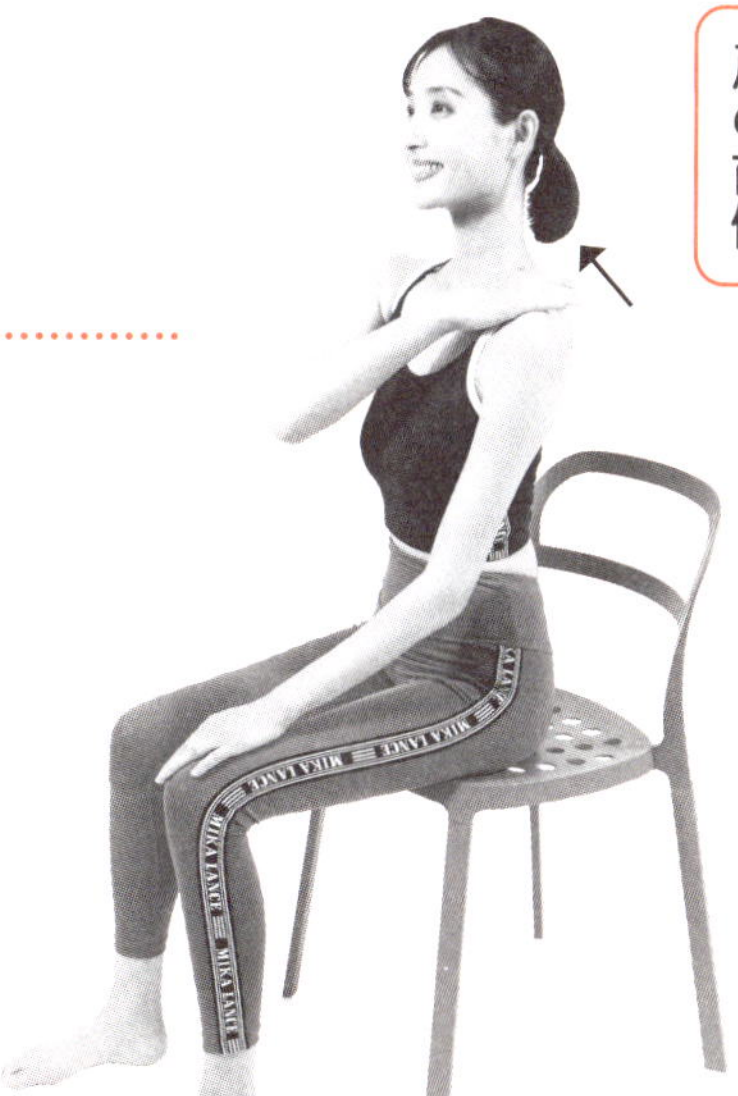

関節パクパク

関節づまりをほぐして整える

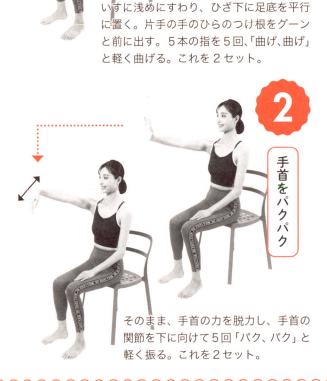

手首や肩を軽く「パクパク」と動かすことで、固まった関節がほぐれます。すると、上半身がとたんに軽くなり、肩や首を動かしたときの「ポキポキ」「ゴリゴリ」音も軽減します。デスクワーク中の休憩にも効果的。

1

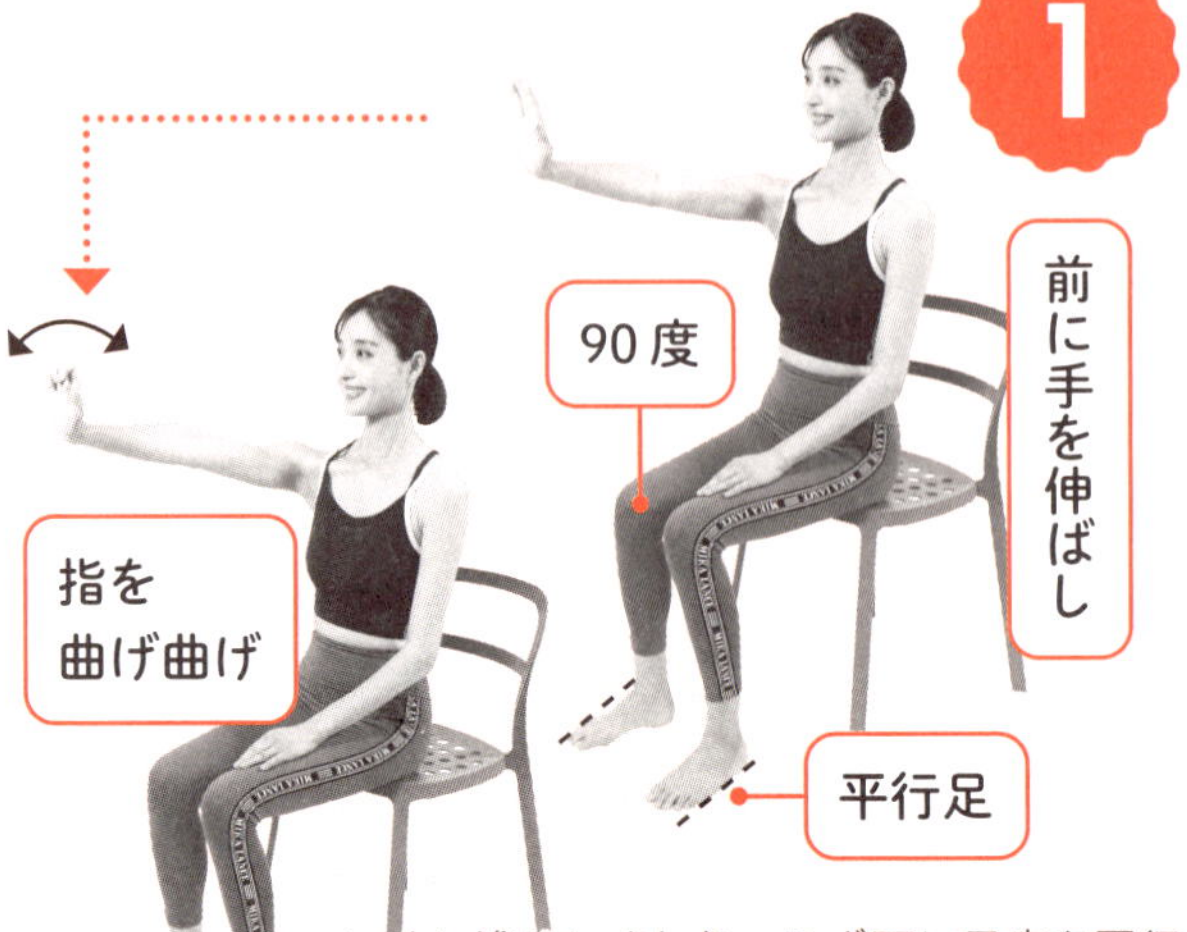
前に手を伸ばし
90度
指を
曲げ曲げ
平行足

いすに浅めにすわり、ひざ下に足底を平行に置く。片手の手のひらのつけ根をグーンと前に出す。5本の指を5回、「曲げ、曲げ」と軽く曲げる。これを2セット。

2

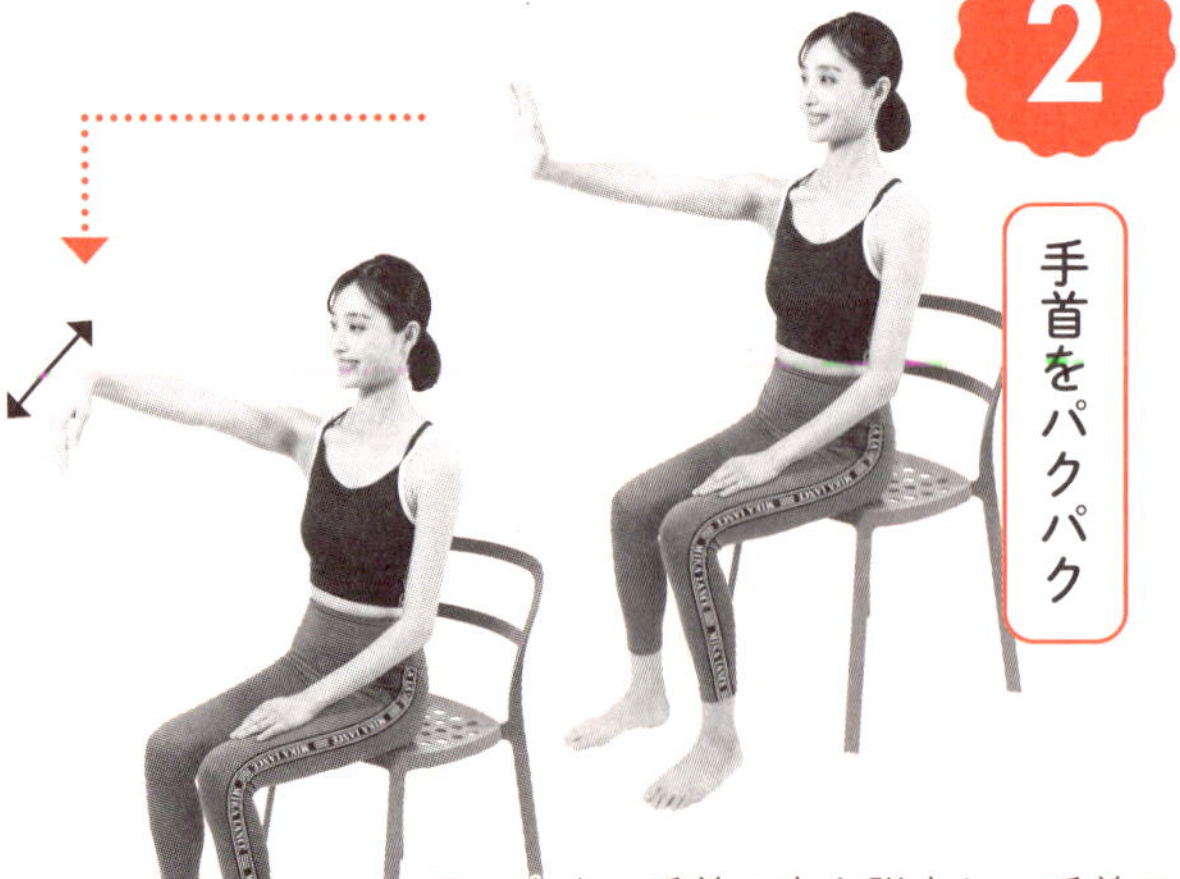
手首をパクパク

そのまま、手首の力を脱力し、手首の関節を下に向けて5回「パク、パク」と軽く振る。これを2セット。

よく動く関節をつくる！

3 ひじ曲げパクパク

手のひらを上に向け、ひじ関節を上に向けて５回「パク、パク」と軽い力で振る。２セット。

4 肩をアゲアゲ

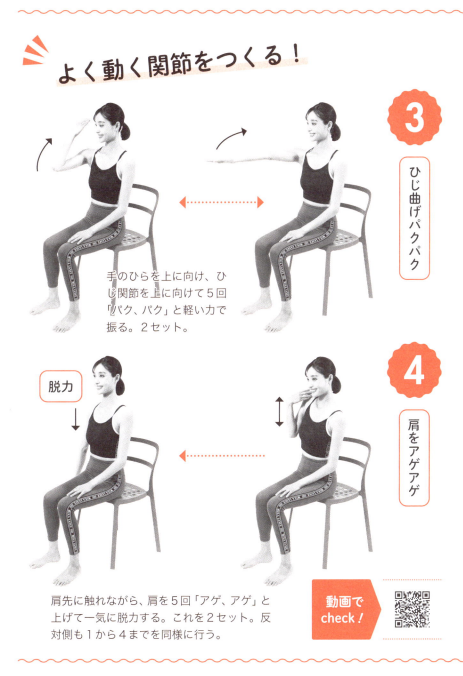

肩先に触れながら、肩を５回「アゲ、アゲ」と上げて一気に脱力する。これを２セット。反対側も１から４までを同様に行う。

動画でcheck！

新習慣

13

食事は1日4回ちょこちょこ食べる！

からだは食べものを消化するために多大なエネルギーを使っています。1回の食事でたくさん食べてしまうと、消化が追いつかず、疲れの原因に……。からだが疲れると、歩こう、出かけようという意欲が減ってしまいます。

70歳をすぎて太りすぎの傾向がある人は、1回の食事の量を半分にして、1日4回に分け、1日の摂取カロリーを1800キロカロリーを目安に食べるようにすると、からだへの負担を減らせます。喉の粘膜を守り、胃をきれいにするためにも、食事前後に水か白湯《さゆ》を飲む習慣を身につけるとよいです。

食べるものは消化によいものを選びつつ、たまには硬いものを噛んで口まわりの筋肉を鍛えてください。よく噛んで、味わって、ゆっくり食べます。食事中の姿勢にも気をつけて、かかとで地面を押して、背中をまっすぐにしましょう。食卓のそばに鏡を置いて、ときどき横からの姿勢がチェックできると、パーフェクトです。

新習慣

14

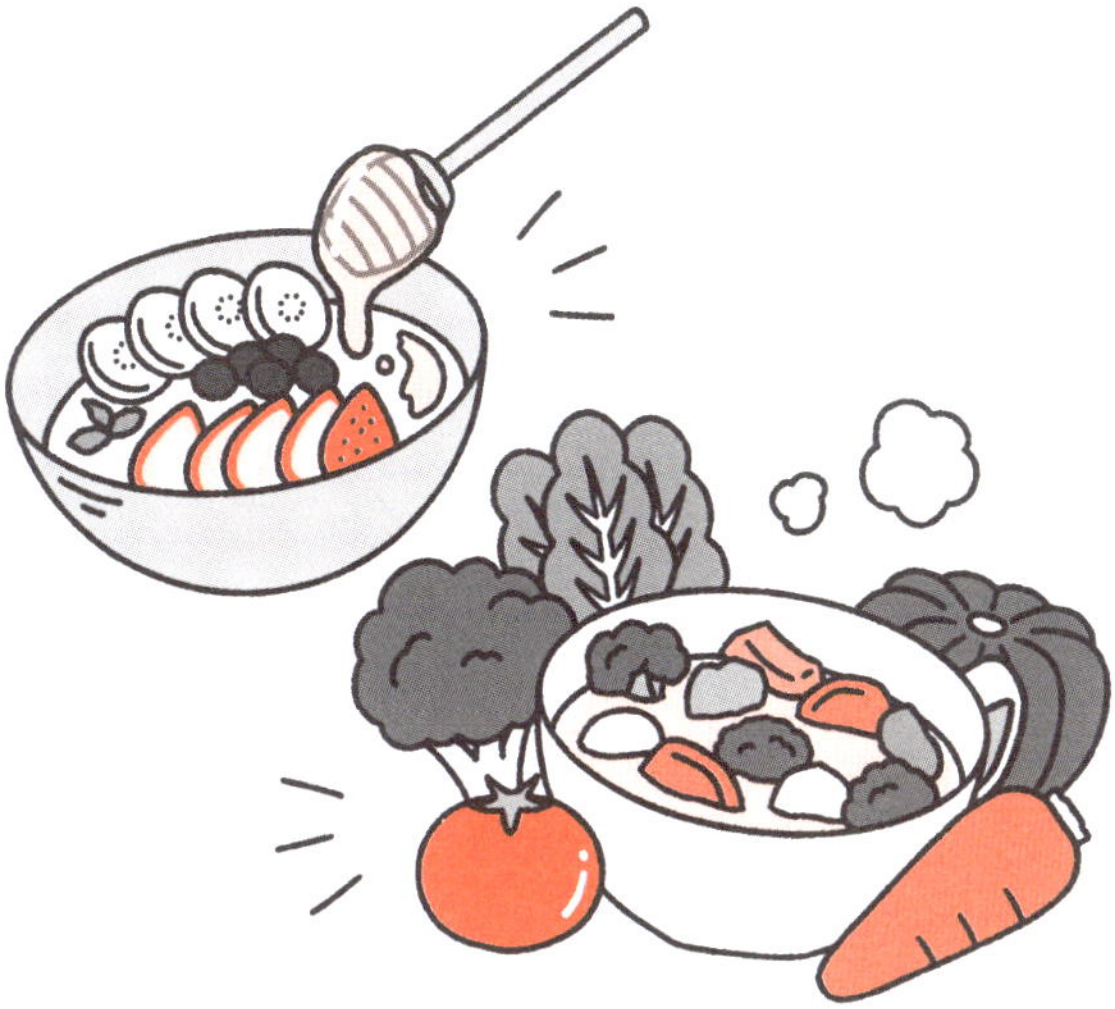

元気のもとはお肉より野菜・海藻・ヨーグルト！

海藻類や、緑黄色野菜は毎日とるようにしたいものです。具だくさんのみそ汁や、スープにすると、たくさん摂取できますし、水分補給にもなります。塩分は控えめに。**野菜は時間が経つと栄養が減ってしまうので、できれば購入した日に野菜スープをつくり、冷凍してストックしておくと楽です。**腸内環境をよくするために、ヨーグルトもおすすめ。無糖のヨーグルトでも、季節のフルーツやはちみつを加えれば、おいしくいただけます。食前に食べると食べすぎを予防できます。

新習慣 15

悩みすぎない、考えすぎない、がんばりすぎない
感謝の気もちで自由に生きよう

自分でやれることが減ってくると、「家族やまわりに迷惑をかけるのだけは嫌だ」と考え、本当の気もちを言い出しづらくなります。でも、がまんするのは、からだにもこころにも毒。くよくよしたり、グッと耐えていると、背中も曲がり、関節も縮まります。

60歳をすぎたら、自分のからだやこころの本当の声を聞いて、のびのび生きましょう！自分をなにより優先して「これがしたい」「これはやりたくない」という意思表示を素直にしてOK。あなたの家族や友人もきっと、あなたがあなたらしく、自分に素直に生きて、元気でいる姿を見ているほうが、遠慮されるよりよっぽどうれしいはずです。

「わがままに思われないかな？」と、心配になるかもしれませんが、**感謝の気もちを忘れなければ、うとまれることはありません。その代わり、なにかをしてもらったら、「ありがとう」と何度でも伝えましょう。**ポジティブなワードを声に出すことで若返ります。日々、小さな幸せをたくさん見つけて、笑顔ですごすのが健康で長生きする秘訣です。

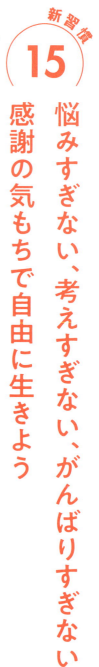

新習慣 16

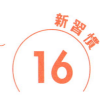

旅行はからだも頭もフル稼働！わくわくする計画を立てるだけでもOK

先日、80代の友人が「海外旅行に行ってきたの」とお土産をもってきてくれました。詳しく聞くと、家族旅行ではなく、同じく80代の友人との2人旅だったとのこと。驚きました。高齢になってから海外旅行に出かける方は、みなさん桁違いにパワフルです。旅先では観光でたくさん歩きます。しかも、「異国の地で転んでけがなんてしたら、一巻の終わり！」と考えるからか、日ごろからより一層、自力で、気をつけて歩くようになります。その心意気こそが大切なんだな、と改めて感じました。

旅行は楽しいものです。たくさん歩くので、知らず知らず無理なくからだも丈夫になりますし、計画を立てたり、予約をしたり、トラブルに対応するために脳もフル回転させます。死ぬまでに見たい景色、食べたいもの、やってみたい体験はありませんか？　**旅の予定があると「がんばって自力で歩こう」という意欲がわいてきます。**ガイドブックを読んで旅の妄想をするだけでも、楽しい気もちになれますよ！

カニ歩きウォーキング

脚の内側の筋肉を鍛える

76ページのカニ歩きを立って行うエクササイズです。体操が習慣化し、レベルアップしたい人や旅行の予定を控えている人はチャレンジしてみましょう。正しい姿勢をキープしながら行うのは、想像以上の運動量ですよ！

動画でcheck！

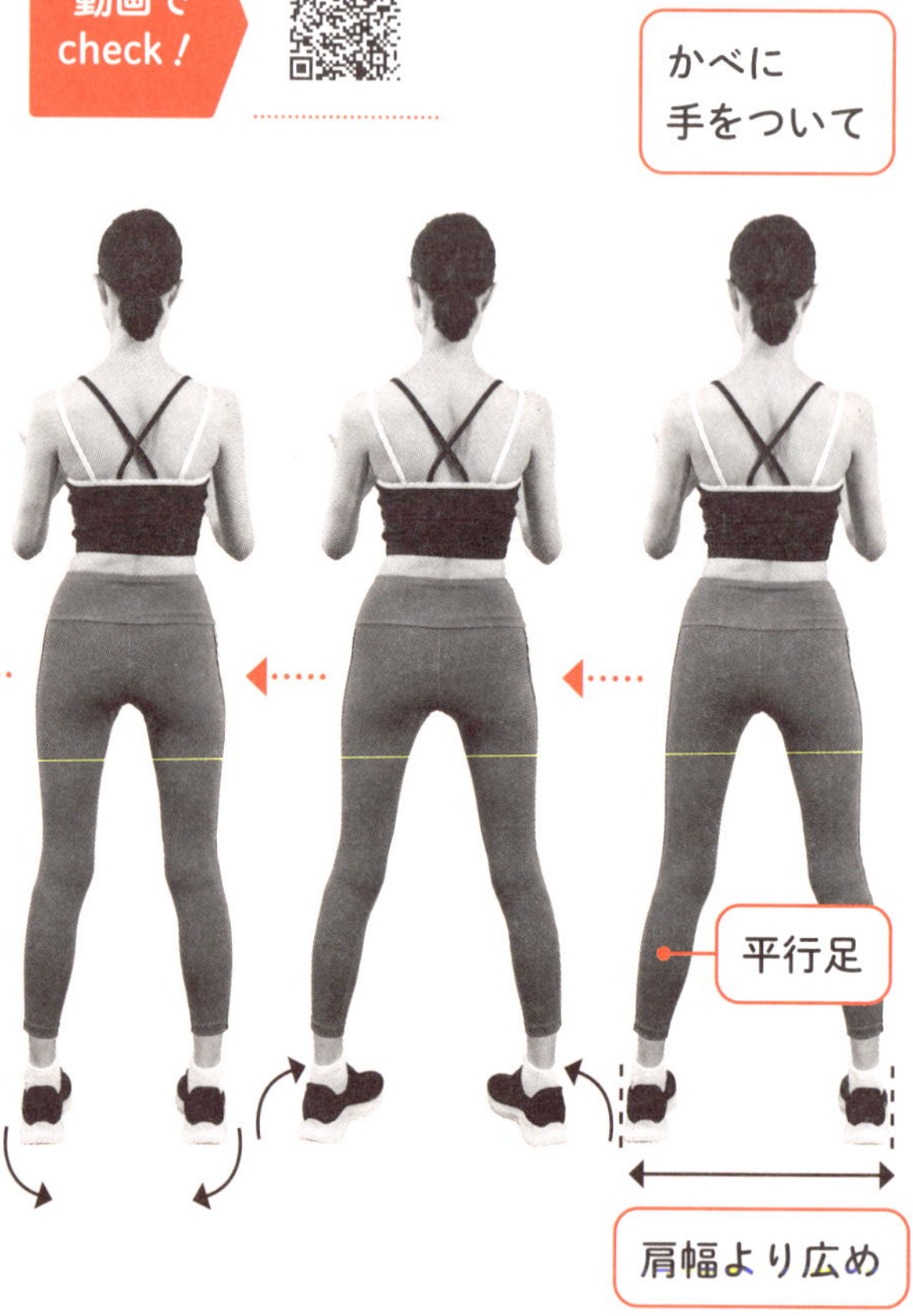
かべに
手をついて
平行足
肩幅より広め

転びにくい脚をつくる！

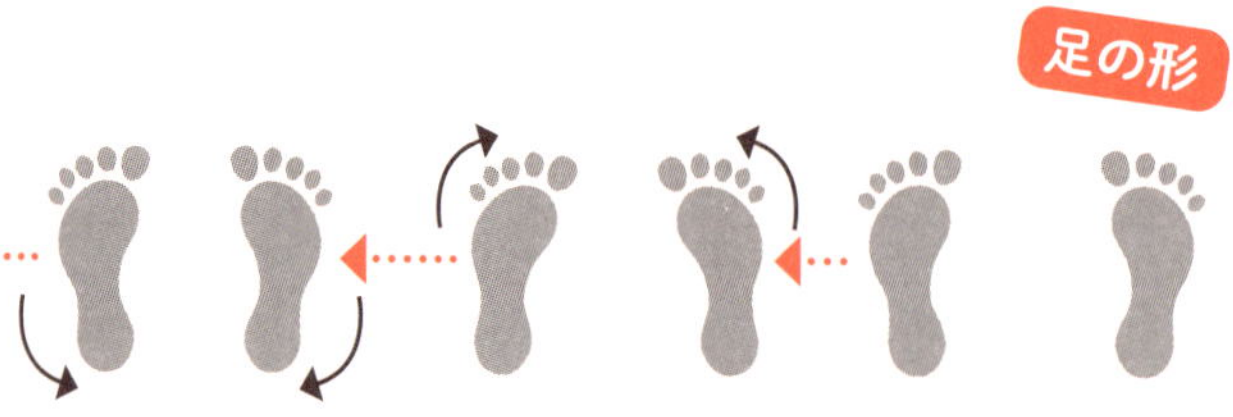
足の形

かべの前に立ち、脚を肩幅より広く開いて、足を平行に置く。足の前側をずらして、内側に寄せる（ハの字）、かかとをずらして、両足をまっすぐ平行にする。立って行うと、かかとがより内側に入りやすいので気をつけて！　この動きを繰り返して最後は、両足をピタッとつけ、足底でグッと床を押す。

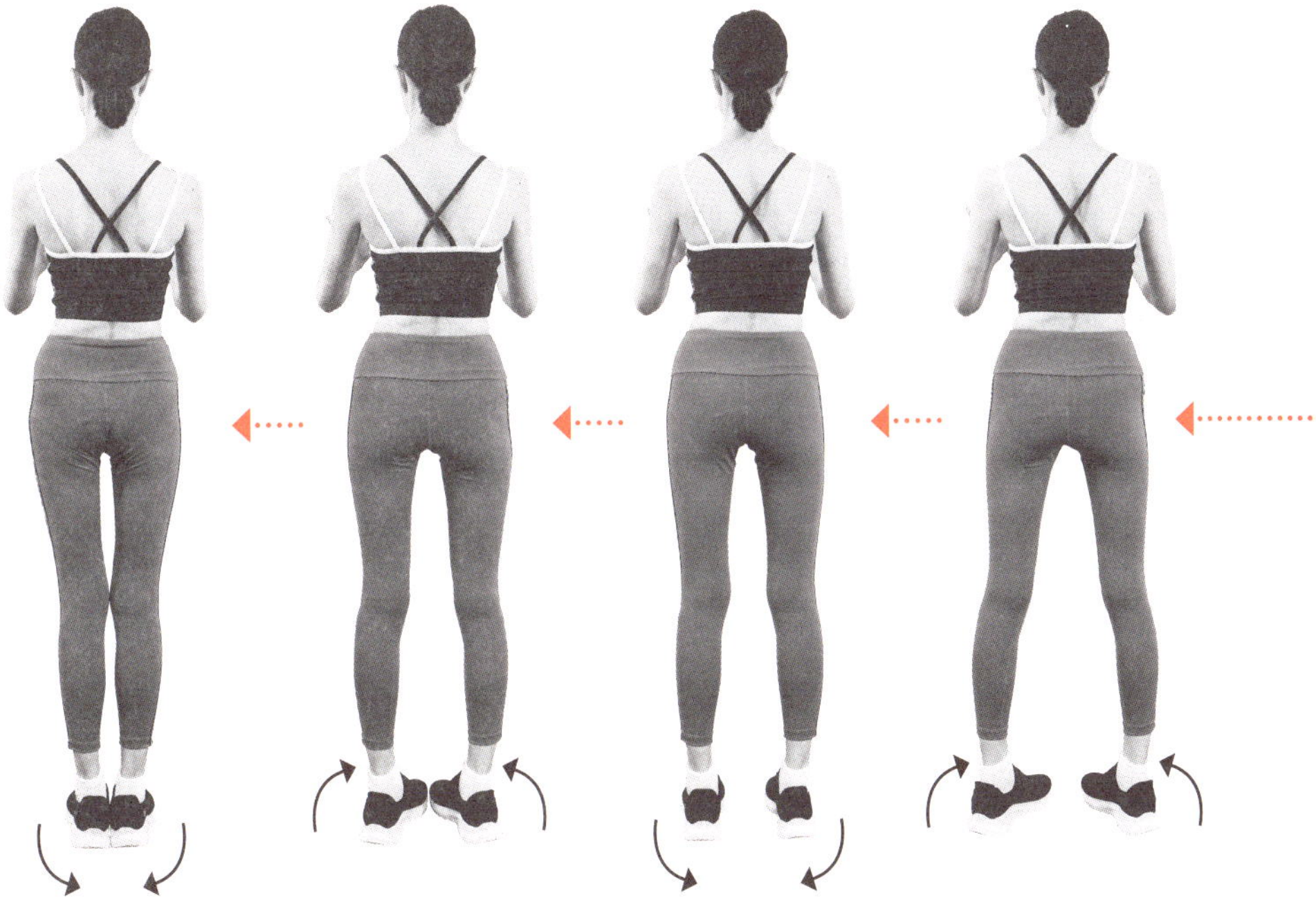

内側の筋肉を鍛え、ゆがみのない

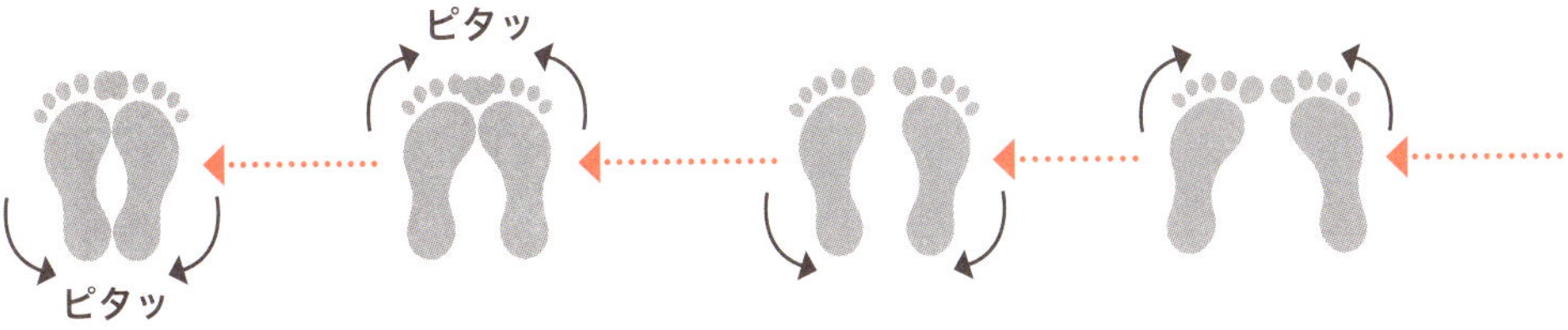

かかと上げスクワット

抗重力筋を効果的に鍛える

スクワットは普通に行おうとすると、がんばりすぎて姿勢が崩れ、太ももの前側を鍛えてしまいがち。すると前かがみの転びやすい体形に。かかと上げスクワットなら屈伸程度でかんたんにでき、抗重力筋も鍛えられます。

バツグンの効果！

かべの前に立ち、脚を肩幅より広く開いて、足を平行に置く。

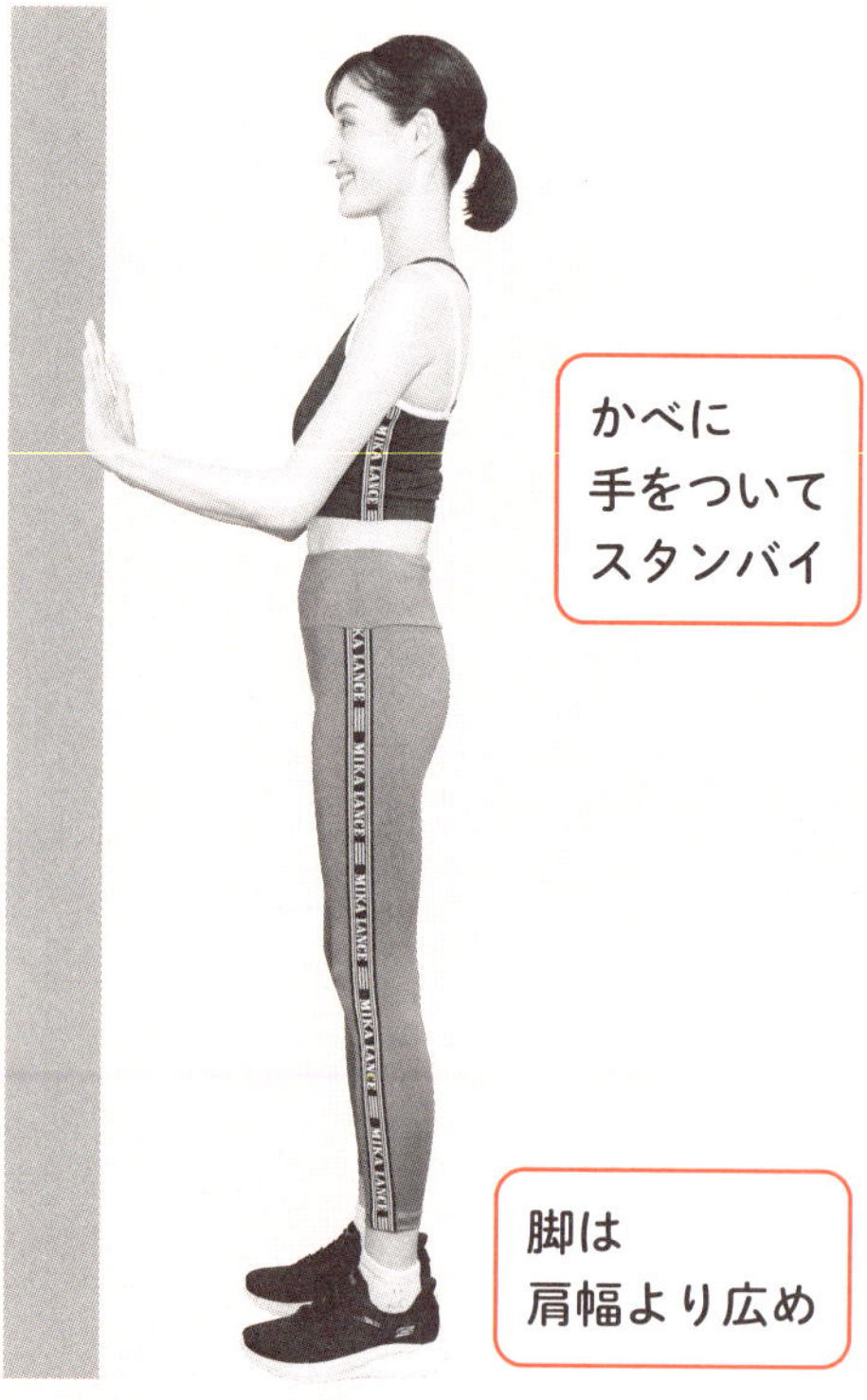
かべに手をついてスタンバイ
脚は肩幅より広め

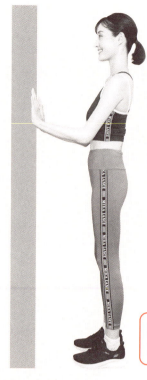

動画でcheck！

安全！転びにくい！なのに

片足を一歩、うしろにひく。うしろにしたほうの足のかかとを上げ、指のつけ根と指の裏だけが床についた姿勢にする。

ひざの曲げ伸ばしをゆっくり行う。かべには寄りかからず支え程度に。３回くり返し、足の前後を入れかえて、もう３回行う。

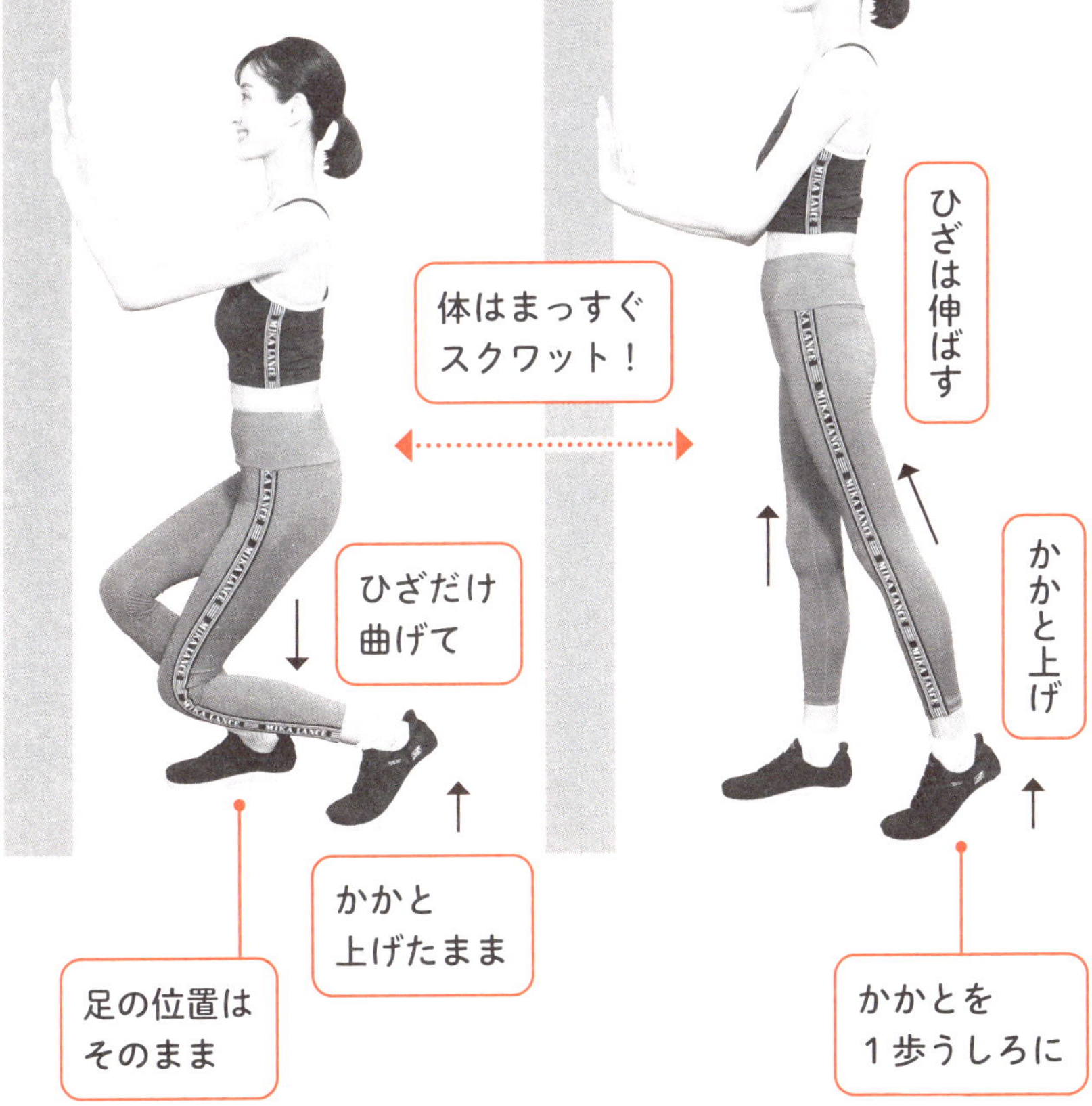
体はまっすぐスクワット！
ひざは伸ばす
かかと上げ
ひざだけ曲げて
かかと上げたまま
足の位置はそのまま
かかとを１歩うしろに

新習慣 17

自分のこころとからだがなにより大切「自分ファースト」で生きよう

以前、人生の先輩から「人間のからだは5歳ずつ変化する」と教えていただきました。まったくそのとおりだと思いますし、60歳をすぎるとさらにそれは顕著になります。5年ごとに振り返り、からだだけでなく、気もちの面も見直してみてはいかがでしょうか。

60歳は、この歳を健康にむかえられたことを喜び、いま一度ていねいに健康面について考え、実践するチャンスです。65歳、70歳、80歳とさらに年を重ねていくと、生きていることさえ「あたりまえ」ではなくなります。そんなあたりまえではない、奇跡のような幸せな毎日と、自分を支え、働いてくれている筋肉や骨、内臓、血管に感謝をしながらすごしましょう。**まわりへの気配りも大切ですが、自分自身を「わたしってすごい！」とほめて、自分を優先させる自分ファーストでいるマインドこそが健康にとってなにより大切なのです。**

自分へのいたわりや、からだへの感謝は声に出すことが大切です。1日の終わりに、「今日も無事、眠れる！　ありがとう」と唱えてみてください。

新習慣 18

「これしなきゃ」よりも「これやりたい！」毎日をめいっぱい楽しもう！

歳をとると、「昔はできたのにできなくなった」ということばかりに目が行きがちです。しかし、**やれなくなったことを数えるより、まだ十分やれること、今日からはじめられることに目を向けたほうが、人生がうんと充実します。毎日、「自分が喜ぶことを5個考えて、やってみる」習慣を身につけてください。**そのなかから、夢中になれる趣味が見つかるかもしれません。生きがいが見つかると、人はみるみる元気になります。

誰かとコミュニケーションをとれるような予定がつくれると、なおよしです。食事会や音楽会、映画や美術館、外に出かけるチャンスができると、自分で歩いたり、おしゃれをする機会も増えます。歩くことでからだも整ってきて、「次はこんなことやってみようかな」という意欲がみるみるわいてくるものです。カラオケ、麻雀、ゴルフ、クラフト……いまからでもはじめられる、打ち込める世界はいろいろあります。自分がこころから「楽しい」とすごせる場所や時間を見つけてください。

著者略歴

南 雅子（みなみ・まさこ）
1949年、北海道生まれ。カイロプラクティック・整体師・美容家。整体エステ「ガイア」主宰。エステティシャンとして活躍後、「美しい髪と肌はからだの健康あってこそつくられ、美容と健康はイコールの関係」と一念発起し、カイロプラクティック・整体師の資格を取得。現在、オリジナルに開発した「姿勢矯正」や「ストレッチ」など健康で機能的なからだづくりのための施術・指導を行っている。12万人以上を変えた実績と3か月で完璧にからだを仕上げるプログラムは各業界からつねに高い評価を得ている。整体エステ協会を設立し、エクササイズスクールを開講。プロ育成なども手掛ける。著書に『死ぬまで歩くには1日1分股関節を鍛えなさい』『たった1回でお腹が凹む奇跡の股関節ほぐし』『死ぬまで寝たきりにならない1日1分ごろ寝整体』（いずれも小社）ほか多数。

協力店お問い合わせ先
ミカランセ　オンラインショップカスタマーサービス　06-6453-7937
スケッチャーズ ジャパンお客様コールセンター　0120-056-505

死ぬまで歩くにはかかとをトントン鍛えなさい
たった10秒！ すわってできる自力整体

2024年10月 5日　初版第1刷発行
2024年12月19日　初版第2刷発行

著者	南 雅子
発行人	出井貴完
発行所	SBクリエイティブ株式会社
	〒105-0001　東京都港区虎ノ門2-2-1
装丁	萩原弦一郎（256）
本文デザイン	岡部夏実（Isshiki）
DTP	さかがわまな（Isshiki）
カバーイラスト	加納徳博
本文イラスト	たなかのりこ
モデル	大浦育子（スペースクラフト・エージェンシー）
ヘアメイク	清水敬子（ヘア＆メイク特攻隊）
衣装協力	ミカランセ（ウェア）、SKECHERS（シューズ）
編集協力	髙橋優果
撮影	伊藤孝一（SBクリエイティブ）
編集	杉本かの子（SBクリエイティブ）
印刷・製本	株式会社シナノパブリッシングプレス

本書をお読みになったご意見・ご感想を下記URL、
またはQRコードよりお寄せください。
https://isbn2.sbcr.jp/27669/

ISBN 978-4-8156-2766-9